中国传统医疗与保健丛书

《中国传统医疗与保健丛书》编写组

主编◎许静静

膳食疗方

SHAN SHI LIAO FANG

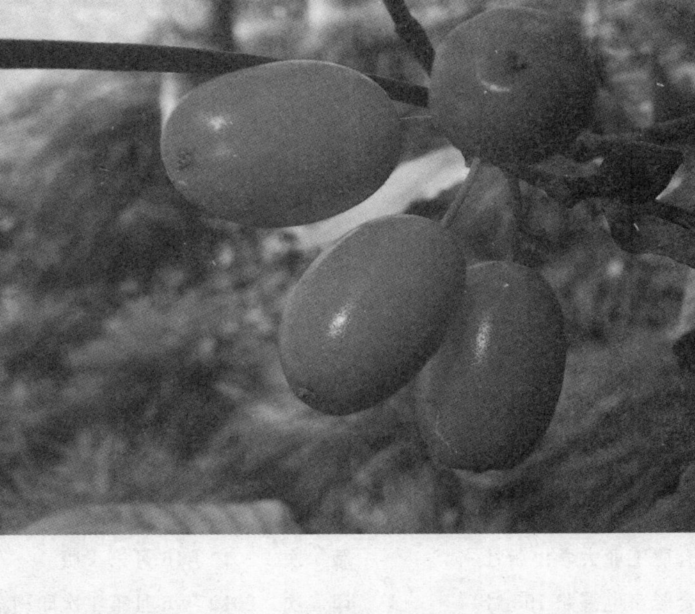

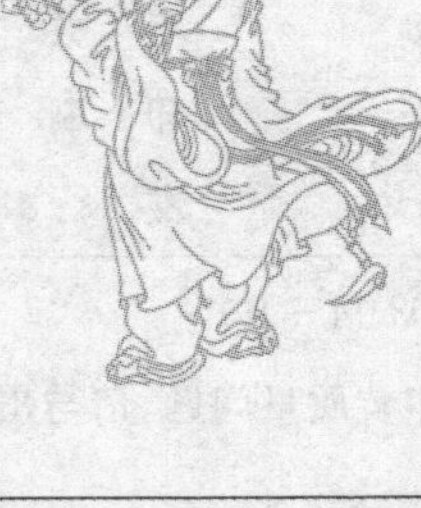

合肥工业大学出版社

图书在版编目(CIP)数据

膳食疗方/许静静主编．—合肥：合肥工业大学出版社，2010.5

(中国传统医疗与保健丛书)

ISBN 978-7-5650-0194-9

Ⅰ.①膳…　Ⅱ.①许…　Ⅲ.①食物疗法—验方　Ⅳ.①R247.1

中国版本图书馆 CIP 数据核字(2010)第 087138 号

膳 食 疗 方

许静静　主编　　　　责任编辑　汤礼广

出　版	合肥工业大学出版社	版　次	2010 年 6 月第 1 版
地　址	合肥市屯溪路 193 号	印　次	2010 年 6 月第 1 次印刷
邮　编	230009	开　本	710 毫米×1010 毫米　1/16
电　话	总编室：0551-2903038	印　张	16.75
	发行部：0551-2903198	字　数	280 千字
网　址	www.hfutpress.com.cn	印　刷	合肥星光印务有限责任公司
E-mail	press@hfutpress.com.cn	发　行	全国新华书店

ISBN 978-7-5650-0194-9　　　　定价：31.00 元

前言

随着时代的发展、科技文明的进步，医疗水平也在不断地提高，但也存着一个不可否认的事实，那就是与过去相比，我们的健康状况却越来越差。尤其是那些与过去贫困病不同的现代文明病大量出现，对人们健康构成了严重威胁。例如，电脑病、空调病、肥胖病、心脑血管疾病、亚健康等疾病的发病率逐年上升，发病群体的平均年龄越来越低；另外，同时患以上几种疾病的人也呈现越来越多的趋势。在这些疾病面前，我们看到了西医的束手无策，但我们更多的是见证了中国传统医学的神奇。基于这种神奇，我们特组织人员编写了这套《中国传统医疗与保健丛书》，以应对当今人们健康所面临种种疾病的威胁。

本丛书第一批出版的共 7 册，它们分别是、《百草良方》、《偏方大全》、《膳食疗方》、《饮食宜忌》、《常见病自诊自疗》、《白话〈本草纲目〉》、《白话〈千金方〉》。

在本丛书中，《百草良方》以《本草纲目》为本，从中选出人们日常生活中常见、易寻的百种中草药，并对这些中草药的形态特征、功效等进行了详细介绍，同时汇集了大量验方。《偏方大全》参考国内同类书籍，收集了药味不多，却对某些病证具有独特疗效的几百首方剂。为了查找方便，本书将其分为内科偏方、外科偏方、儿科偏方、妇科偏方、男科偏方、五官科偏方、皮肤科偏方、美容偏方、解毒偏方等。《膳食疗方》是从古今关于药膳研究的书籍以及民间广为流传的食疗经验中精选出几百个简便而又有效的家庭食疗方汇集而成。《饮食宜忌》结合中西医研究成果，告诉您食物有哪些鲜为人知的神奇功效，食物将如何影响您的身体健康，哪些搭配食用将产生意想不到的养生效果，哪些是不能同时食用的，一些食物在食用过程中又有哪些需要

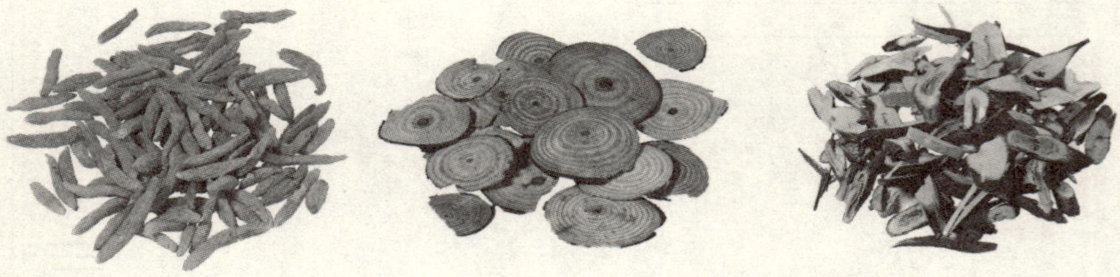

特别注意的地方，等等。《常见病自诊自疗》涵盖了各种常见的疾病，并根据各种疾病的明显症状进行分类诠释（含西医疗法），旨在让读者增加自我认识疾病、预防疾病和治疗疾病的知识。《白话〈本草纲目〉》是《本草纲目》的白话精选本。《本草纲目》是明朝伟大的医药学家李时珍在继承和总结以前本草学成就的基础上，结合自己的钻研和实践，历时 29 年编写而成的一部巨著。书中不仅纠正了过去本草学中的若干错误，而且提出了较科学的药物分类方法，并融合当时先进的生物进化思想，反映其丰富的临床实践。《白话〈千金方〉》是《千金方》的白话精选本。《千金方》是人称“药王”的唐代孙思邈所作的综合性临床医著，书中所载医论、医方较系统地总结了唐代以前的医学成就，是一部科学价值较高的著作。

本丛书兼具医疗和保健的双重作用，希望达到能使读者有病医病、无病防病的目的。本丛书所含内容大多数均为我国传统的经典医药疗方或被临床验证有效的民间验方精粹。在编写本丛书过程中，作者对药方、疗方进行优中选优，竭力将本丛书打造成能经受住读者检验的经典医疗与保健丛书。本丛书全用现代白话文编写，可适合不同年龄、不同层次的读者阅读。

令人欣慰的是，如今重视中医的人们越来越多，关于传统医学的优秀经典图书也成洛阳纸贵。推进中医药理论的创新，促进中医药事业的繁荣和中医药学术水平的提高，让中华这朵奇葩重新绽放是每个中国人义不容辞的责任，为此，我们付出再多的努力都是值得的。

感谢孕育灿烂文明的中华大地，是您为中华民族留下了这笔宝贵财富；感谢不辞劳苦的编写者，是你们多年的辛勤工作，才使中国传统医学得以更加繁荣；感谢出版社的编辑人员，是你们的精心工作，才使中国传统医学得以新的面貌与读者见面。最后，还要感谢热心的读者，因为你们已意识到，维护人类的健康是我们大家共同的责任。

愿中华昌盛，愿世人安康！

《中国传统医疗与保健丛书》编写组

目录

高黏血症

高血压

低血压

冠心病

肥胖病

脂肪肝

代谢综合征

糖尿病

痛　风

骨质疏松症

肾　病

乙型肝炎

胆囊炎胆石症

慢性胃病

便　秘

缺铁性贫血

白细胞减少症和粒细胞缺乏症

疲劳综合征

抑郁症

勃起功能障碍

癌　症

脱肛类

疝气类

丹毒类

疖　类

疔疮类

冻疮类

急性乳腺炎类

血栓闭塞性脉管炎类

痤疮类

酒糟鼻类

荨麻疹类

湿疹类

斑秃类

脚气类

骨折类

慢性鼻炎类

感　冒

感冒在任何时候、任何地方都有，它虽然不是现代文明病，但现代工业化带来的环境污染和导致气候极端的变化以及人们工作、生活节奏的加快，降低了人们的免疫力和对气候环境的适应能力，使得现今人们感冒的发生率呈急剧增长的趋势。俗话说“百病多从感冒起”，许多现代文明病当初都是由感冒诱发的。所以防治现代文明病，要从防治感冒开始。

感冒可分成风寒感冒和风热感冒两大类型。现介绍几种食疗方，供选用。

神仙粥

【材料】

糯　米　　50克

米　醋　　25毫升

生　姜　　5克

连须葱　　7根

【用法】

(1) 将糯米淘净，生姜洗净后切成颗粒，同入锅内，加清水两大碗，煮1～2小时，放入葱，煮至成粥。粥熟后加入米醋，调匀即可。

(2) 空腹时趁热食用，吃后出微汗最好，吃后即盖被静卧，以出汗为度。

【功效】

感冒有打喷嚏、流清涕、鼻塞、头痛、发烧等症状。风寒感冒除有上述症状外，还有怕冷无汗的特点。这与风热感冒不同。风热感冒是发烧出汗，有的还咽喉红肿疼痛。风寒感冒应疏风散寒发汗，汗一出，风寒病毒就随汗而解，感冒也就好了。生姜、葱有疏风散寒发汗的作用。米醋能杀灭病毒，米粥助姜、葱发汗。若爱吃甜食，可加少许红糖调味，但不能用白糖。因为红糖具温热性，有利于祛风寒；而白糖性凉，不利于祛风寒。

双花饮

【材料】

金银花　　15 克

鱼腥草　　30 克

野菊花　　10 克

蜂　蜜　　50 克

【用法】

(1) 将金银花、野菊花、鱼腥草（均可在中药店买到）洗净后放入沙锅中，加水 500 毫升，煮沸后小火再煮 15 分钟，滤去药渣，取药液约 300 毫升。

(2) 将蜂蜜加入药液中，调匀即为 1 剂量。

(3) 当饮料用，病重者一日一夜可连饮 3 剂以上。

【功效】

本药膳是“中国药膳第一家”成都同仁堂御膳宫药膳方，专治风热感冒。现代研究发现，本方有抗病毒（含 SARS 病毒和 H5N1 禽流感病毒）、抑制溶血性链球菌等致病菌的作用，因而对急性咽喉炎、扁桃体炎、上呼吸道感染都有辅助治疗作用。

玉屏风饮

【材料】

黄　芪　　30 克

白　术　　15 克

防　风　　10 克

蜂　蜜　　10 克

【用法】

(1) 去中药店购黄芪、白术、防风，加水煎两次，取两次煎液合并约 300 毫升。

（2）将蜂蜜调入合并液中即可。当饮料用或早、晚空腹各饮 150 毫升，连饮半个月以上。

【功效】

现代研究发现，本方起主要作用的是黄芪，内蒙古地区出产的黄芪质量上等，有增强人体免疫力、增强皮肤黏膜的屏障作用，还能诱生干扰素抵抗病毒，生成白细胞抑制病菌。在流感流行期间用黄芪液滴鼻，可以有效预防流感的发生。用黄芪 30 克、大枣 6 枚与大米 30 克煮成粥，每天当早餐主食，也可以起到预防感冒的作用。

饮漱茶水

【材料】

绿　茶　　6 克

白开水　　200 毫升

【用法】

（1）将绿茶放入茶杯中。

（2）将烧开后的白开水降温至 80℃左右冲入茶杯，加盖，泡 5 分钟即可。先饮茶水，待茶温降至 60℃左右时用茶水漱口。

【功效】

流感主要因病毒附着在鼻子和嗓子中突起的黏膜细胞上并不断增殖而致病。经常用茶水漱口，儿茶素能够覆盖在突起的黏膜细胞上，防止流感病毒和黏膜结合，并杀死病毒。儿茶素的作用就像接种了流感病毒疫苗，能起到预防流感的作用。

研究者指出：乌龙茶、红茶和绿茶中都含有儿茶素，但绿茶预防流感效果最好。将日常喝的绿茶浓度稀释后，若将流感病毒混入茶水中 5 秒钟，病毒就丧失了感染能力。

最近美国哈佛大学一博士从绿茶、红茶、乌龙茶中提取出 L-茶氨酸，通过临床观察和实验研究发现，L-茶氨酸可使人体产生抗病毒（含 SARS 病毒）的干扰素，每天喝 5 小杯茶水就能起预防感冒的作用。

鸡蛋葡萄酒

【材料】

红葡萄酒　30毫升

鲜鸡蛋　1个

柠檬汁　5毫升

白砂糖　5克

【用法】

(1) 将红葡萄酒倒入铝制杯中，打入鲜鸡蛋1个，加热，同时边加热边摇动。

(2) 待蛋花熟后停止加热，晾温，放入白砂糖、柠檬汁搅匀即可。

【功效】

红葡萄酒配鸡蛋能增强人体的免疫力，所以法国人常用这个方法治疗感冒。德国人只饮鸡蛋葡萄酒，不加柠檬、砂糖，也同样有治疗感冒的效果。

慢性阻塞性肺病

慢性阻塞性肺病，简称慢阻肺，主要包括慢性支气管炎和肺气肿。患者一般是先出现单纯性慢性支气管炎，久不愈则逐渐发展成慢性支气管炎合并肺气肿。慢阻肺是因外来各种毒性颗粒或气体引起的一种慢性气道炎症，由于气道分泌物增加，影响小气道而使气道变窄，进而延伸到大气道，导致呼吸时气体进出不通畅，患者就出现气急、呼吸困难等症状。全世界约有 6 亿人患有慢阻肺，世界卫生组织将每年 11 月第三周的周三定为“世界慢阻肺日”。我国慢阻肺患者约 2500 万，居我国疾病负担序列的第一位。城市患病率为 8.8%，农村患病率为 7.8%，成为与艾滋病并列的第四大“杀手”。

慢性支气管炎简称慢支炎，是指气管、支气管黏膜及其周围组织的慢性炎症。临床上以每年冬季发病持续 3 个月，连续两年以上，就可称为慢支炎。每年发病不足 3 个月，但胸部 X 片或肺功能测定能作出判断的，也称慢支炎。

慢支炎是一种常见病、多发病，以老年人多见，50 岁以上的人患病率可高达 15%，患慢支炎的病人主要特征是咳嗽、多痰或伴气喘并且反复发作，而且是一个慢性的过程。早期症状轻，多在冬季发作，春暖后缓解。晚期症状加重，长年存在，不分季节，若病情缓慢进展，可发展成阻塞性肺气肿，甚至肺心病。

最近，权威专家指出，感冒、流感会使慢阻肺病人“雪上加霜”。患者的肺部易出现肺水肿和急性呼吸衰竭，甚至危及生命。慢性支气管炎常由外界因素引起急性发作，所以我们分别从急性发作期、迁延期到缓解期介绍相应的食疗药膳，供君选用。

桑菊白糖饮

【材料】

桑　叶　　10克

野菊花　　10克

杏　仁　　10克

连　翘　　15克

桔　梗　　6克

白　糖　　10克

【用法】

(1) 将前5味药用水浸泡半小时，大火煮沸后小火煎15分钟，滗出药液；再煎煮第二次，去渣，取煎液。

(2) 取两次煎液合并，加白糖搅拌均匀即可。每日1～2剂，当饮料饮用。

【功效】

桑叶、菊花、连翘能疏清肺经及在表的风热，杏仁降肺气而止咳平喘，桔梗有开宣肺气、祛痰利咽的作用，与杏仁一升一降，有调畅气机共达止咳平喘之功，与清热药配伍，则能清热化痰。现代药理研究证实：桑叶对金黄葡萄球菌、乙型溶血性链球菌等均有较强的抗菌作用，并有抑制真菌的作用，还能降低血糖；菊花含菊甙，具有镇静、解热等作用，对金黄色葡萄球菌、变形杆菌、乙型溶血性链球菌及流感病毒等均有抑制作用；连翘对金黄色葡萄球菌和痢疾杆菌效力最大，对流感病毒也有抑制作用；桔梗能促进支气管黏膜分泌物增多而有祛痰作用；白糖有润肺的作用。由于上述药物能抗感染，止咳祛痰，所以在慢性支气管炎急性发作时中医辨证属于风热咳嗽（咳嗽频作，气粗或咳声嘶哑，咽喉疼痛，咯痰不爽，痰黏稠或稠黄，咳时汗出，伴流黄涕、口渴、恶风、发热、舌苔薄黄）者适宜。

双花二汁饮

【材料】

金银花　　15克

菊　花　　15克

萝卜汁　　30毫升

梨　汁　　30毫升

蜂　蜜　　50克

【用法】

(1) 先将金银花、菊花水煮两次取药液，煎煮时间不宜太长。

(2) 合并两次药液（去渣），加入萝卜汁和梨汁，调入蜂蜜混匀即可；每日1～2剂，当饮料用。

【功效】

金银花、菊花疏风解表清热；萝卜汁止咳化痰，润肺生津；梨汁有清热生津，润肺化痰的作用；调蜂蜜以助药力。适宜于慢性支气管炎急性发作，表现为风热咳嗽者。

本方与第一方都治风热咳嗽。但前方治风热尚未伤及肺者，本方治风热毒邪已伤及肺者，表现为舌苔薄黄少津液，痰稠难以咳出；前方是以治风热咳嗽者为主，本方是治风热、津少、痰难咳出并伴口渴者。

紫苏红糖汤

【材料】

紫苏叶　15克

陈　皮　10克

生　姜　10克

杏　仁　10克

制半夏　12克

红　糖　20克

【用法】

(1) 将紫苏叶、陈皮、生姜、杏仁、制半夏先用清水两碗泡1个小时以上。

(2) 连同所泡之水和药物一起入沙锅，先大火煮沸，再小火煎15分钟，滗出药液，再煎煮第二次，去渣，取煎液。

(3) 合并两次煎液加红糖溶化即可。一日分3次服完，连服3剂。

【功效】

风寒咳嗽表现为恶寒发热，无汗，痰白而清稀，舌苔薄白而润。但口不渴，咽喉不痛，这与风热咳嗽有区别。本方紫苏叶配生姜、陈皮、红糖能疏风散寒；配杏仁、制半夏能开宣肺气、止咳化痰。现代研究表明，紫苏叶含挥发油，有抗病毒的作用。

葱豉三子饮

【材料】

葱　白　25 克

淡豆豉　15 克

葶苈子　10 克

苏　子　10 克

莱菔子　15 克

红　糖　30 克

【用法】

(1) 葶苈子、苏子、莱菔子入沙锅，加水 1 大碗，煮沸后下葱白、淡豆豉，再煮 5～10 分钟。

(2) 沥去药渣留汁，加红糖溶化即可。每日 1 剂，分 3 次服用。

【功效】

慢性支气管炎因风寒引发，又咳又喘，且有恶寒无汗的风寒表征，葱白、淡豆豉可起疏风散寒解表的作用。咳喘是因肺上蓄痰，清稀的痰涎阻滞气道而喘，用葶苈子泻肺平喘，用苏子降气消痰止咳平喘，用莱菔子降气化痰以平喘，配红糖以助药力。现代药理研究证实：葱白挥发油内含有大蒜辣素，能促进汗腺分泌而具发汗作用以解表，能刺激支气管分泌而具有祛痰作用；葶苈子含强心成分，可强心、利尿、平喘；苏子含脂肪油、维生素 B_1，能平喘；莱菔子所含芥子油能祛痰，且对链球菌、葡萄球菌、肺炎球菌等有抑制作用。

胆汁黑豆

【材料】

猪苦胆　3 只

黑大豆　250 克

橘皮末　　50 克

【用法】

(1) 将黑大豆洗净晒干，橘皮烘干研成末，取新鲜猪苦胆备用。

(2) 将黑大豆、橘皮末放入新鲜猪苦胆内，与胆汁混合，置于阴凉处风干即可。早晚各嚼服黑大豆 6 粒，连服 3 个月。

【功效】

慢性支气管炎迁延期，肾虚夹痰热，主要表现为气喘短气、咳嗽、痰黏难出或咳吐黄痰、咯痰不利、口干口苦、舌质红、苔黄腻等症状，补肾的同时清热化痰。黑大豆色黑入肾，能滋阴补肾；猪苦胆性味苦寒，配橘皮有清热化痰的作用。在植物中，蛋白质含量最高、品质最好的是黑大豆，它富含维生素 E，大豆黄酮苷，能增强人体免疫功能，抵御致病物，修补损伤的组织，起补肾固本的作用。

大蒜炒肉

【材料】

独头大蒜　　10 个

猪 瘦 肉　　100 克

酱　　油　　5 毫升

猪　　油　　适量

芝 麻 油　　适量

【用法】

(1) 将大蒜去粗皮，切成薄片；猪瘦肉亦切成片。

(2) 将锅烧热，放入适量猪油和芝麻油，烧至油泡化净时，下肉片炒至变色，再下蒜片、盐和酱油迅速翻炒几下即起锅。

(3) 佐餐当菜吃，午餐、晚餐各食 1 次。

【功效】

本方大蒜有抗菌作用，尤以紫皮独头大蒜抗菌力最强，对于慢性支气管炎伴感染、咳吐黄痰者适宜。

百合糖柚

【材料】

百　合　　125 克

柚　子　　1 个

白　糖　　250 克

【用法】

（1）选 500～1000 克重的柚子 1 个，挖去内瓤，只用柚子壳。

（2）将百合填入柚子壳内，加白糖，加水 600 毫升，小火煮 2～3 小时，去药渣，取药液。亦可将百合煮熟后与柚子壳同吃。

（3）此 1 剂分 3 日饮完，每日空腹饮 1～2 次。连饮 3 剂为 1 个疗程。忌食菜油、鱼、虾。

【功效】

本方有止咳祛痰、润肺顺气的作用，对慢性支气管炎合并肺气肿者有一定疗效。但此方对重度肺气肿疗效不明显。

麻黄牛肉葱姜汤

【材料】

麻　黄　　10 克

牛　肉　　250 克

生　姜　　10 克

葱　白　　10 克

【用法】

（1）先将麻黄入锅，加水 1000 毫升，煮沸后去浮沫，再下牛肉，小火炖至肉烂熟，拣去麻黄。

（2）将姜、葱切细，准备起锅时加入麻黄牛肉汤中。

（3）吃时可放酱油少许调味，空腹吃肉喝汤，1 日两次。

【功效】

本方对慢性支气管炎患者受凉后出现无汗而喘的症状有很好的疗效。麻黄是发汗平喘的妙药。配牛肉可防止过汗损伤人的正气。但若患者汗出而喘则禁止食用本方，因为该方会促使病人大汗，有导致虚脱休克的危险。

四仁蒸蛋

【材料】

鸡　蛋　　1个

黑桃仁　　60克

白果仁　　20克

花生仁　　60克

甜杏仁　　30克

【用法】

(1) 将以上“四仁”炒香后，均研成细末。装入瓷瓶或玻璃容器个，密封备用。

(2) 每次取“四仁”末20克，鲜鸡蛋1个。

(3) 将鸡蛋打入碗中，下“四仁”末，搅拌均匀，放入锅中隔水蒸熟即可。每日晨起吃1碗，连吃1个冬季。

【功效】

本药膳有补肾纳气、润肺平喘的功效。适宜于慢性支气管炎合并肺气肿的咳喘而又大便秘结者。

芝麻油炸核桃仁

【材料】

生核桃仁　　500克

芝麻油　　适量

【用法】

(1) 将生核桃去壳，取净核桃仁。

（2）芝麻油入锅烧热后下核桃仁，炸熟即起锅。

（3）将炸好的核桃仁晾凉后放入广口瓶中密封备用。每日早、晚空腹吃炸核桃仁10余粒。

【功效】

核桃和芝麻油都富含维生素E，有抗氧化作用，有防止气管和肺组织老化的功效，还能增强免疫功能，预防感冒诱发慢性支气管炎急性发作。

哮喘

哮喘，全称支气管哮喘，俗称吼病，是机体由于外部或内部的过敏原（俗称发物）或非过敏原等因素的参与而使气道具有高反应性，引起气管痉挛狭窄，通气受阻而出现反反复复的气紧、哮喘、呼吸困难、胸闷或咳嗽等一系列表现的疾病。

支气管哮喘在我国的发病率为1%～5%，哮喘已成为严重威胁我国人们身体健康的一种主要慢性肺系疾病。世界卫生组织将每年5月的第一个星期二定为“世界哮喘日”。目前中医、西医都对本病缺乏根治术，只有食疗可增强体质，改善机体免疫状态，防止哮喘反复发作，同时对轻度和中度哮喘发作也能有效控制。现介绍苦干食疗方。

柴胡冰糖饮

【材料】

柴　胡　　15克

冰　糖　　5克

【用法】

（1）中药店购柴胡洗净后用清水1碗浸泡半小时。

（2）将柴胡连同浸泡的水入沙锅，煮沸后小火煎15分钟，去渣，取滤液，加入冰糖溶化即成。上午、下午各饮1剂，连饮3天。

【功效】

中医认为受风热等外邪（过敏原）可引发哮喘急性发作，柴胡有疏风清热的功效，故可控制哮喘发作。现代医学研究证实，柴胡含柴胡皂苷、多糖等成分。经动物试验表明柴胡可抑制过敏原诱发的豚鼠哮喘，减轻气道的高反应性。柴胡皂苷可抑制炎性细胞黏附气道黏膜，以保持气道通畅，还能抗Ⅰ型超敏反应，促进肾上腺皮质激素分泌，因而能控制哮喘发作。

麻杏豆腐汤

【材料】

豆　腐　　150 克

麻　黄　　10 克

杏　仁　　15 克

【用法】

(1) 选用石膏点成的豆腐并切成块，将麻黄、杏仁淘洗净。

(2) 将豆腐、麻黄、杏仁齐入锅，加水 1 碗，大火煮沸后小火再煮 1 小时，去药渣即可。吃豆腐喝汤，每日 1 剂，喘平即止。

【功效】

中医所谓“热哮”，多由风热犯肺引起，表现为喉间痰鸣，痰黄稠、舌红苔黄等热象。石膏点成的豆腐有清热功效，配麻黄、杏仁宣肺疏风散热，止咳平喘，因而对“热哮”有较好疗效。

天门冬豆浆

【材料】

鲜豆浆　　250 克

天门冬　　30 克

【用法】

(1) 用黄豆磨豆浆或购买现成豆浆。

(2) 将天门冬洗净切片，加入 1 大碗水，煮沸后小火再煮 30 分钟，去渣，取天门冬汁与豆浆同煮熟即成。代早餐主食食用。

【功效】

豆浆中含大量的谷氨酸，天门冬含天门冬氨基酸。人体血液中缺少谷氨酸和天门冬氨基酸时，一遇气候变化或过敏原就引发哮喘。补足这两种物质，就可改善过敏体质，防止哮喘发生。

砂糖鱼骨粉

【材料】

白砂糖　　1000 克

墨鱼骨　　500 克

【用法】

(1) 将墨鱼骨烘干后研成细粉。

(2) 将墨鱼骨粉与白砂糖混合均匀，装瓶备用。

(3) 成人每次白开水送服 15～25 克，小儿酌减，每日 3 次，连服半个月以上。

【功效】

引起过敏性哮喘的发物因人而异，有的对牛奶、鸡蛋也过敏；大多数人是对花粉、尘螨及煤气等过敏。过敏原十分复杂，西医的脱敏疗法也难以奏效。新近研究发现，钙有很好的抗过敏作用，无论什么过敏原引起的哮喘都能控制。墨鱼骨即乌贼骨，含有丰富的人体易于吸收的钙质，所以用本方治疗过敏性哮喘能取得满意的疗效。

五味鸡蛋

【材料】

五味子　　250 克

鲜鸡蛋　　20 个

【用法】

(1) 五味子加水 2000 毫升煮汁。

(2) 将鸡蛋泡入五味子汁中 7 天即成。

(3) 从初伏第一天开始吃，每天早饭前、晚饭后各吃 1 个五味蛋，中伏、末伏亦如此吃法。

【功效】

五味子为木兰科北五味子的果实，酸苦辛甘咸五味俱全，有敛肺生津、固肾纳气的功效。现代医学研究表明，五味子有增强免疫功能和抗炎、抗过敏的作用，因而能防治哮喘。

五龙蕺菜汤

【材料】

北五味子　30 克
蕺　菜　90 克
地　龙　12 克

【用法】

（1）将北五味子、蕺菜、地龙洗净。

（2）将以上 3 药入沙锅，加水 300 毫升，煎取 150 毫升；再煎第二次，取药液 100 毫升，去渣，合并两次药液即成。每日分早、晚两次饮完，连饮 1 周以上。

【功效】

蕺菜即鱼腥草，有抗病毒、病菌以及清热消炎的功效，五味子、地龙有抗过敏的作用。有人用本方治疗重度过敏性哮喘 50 例，临床控制 47 例，仅 3 例无效。

黄龙麻糖

【材料】

麻　黄　10 克
地　龙　50 克
核桃仁　30 克
补骨脂　30 克
米　醋　50 毫升
芝麻油　适量
蜂　蜜　适量

【用法】

（1）先用 50 毫升米醋煮麻黄至醋尽，再将麻黄烘干，研成粉末。

（2）用芝麻油将地龙炸至焦黄，出锅冷脆后研成粉末。

（3）将核桃仁、补骨脂炒后研末。再将诸药末混匀，调入蜂蜜做成糖块。每次吃15～20克，1日3次。

【功效】

由免疫细胞引起的慢性炎症是引起哮喘的根本原因，气管痉挛出现哮喘是本病之标。西医用皮质激素局部吸入以治本，与中医补肾纳气治本的道理是相通的。因为补肾可使人体“下丘脑——垂体——肾上腺皮质轴”兴奋，让患者自己分泌皮质激素来控制气道炎症，抑制免疫反应。本方核桃仁、补骨脂就有补肾纳气的功效，麻黄、地龙有解除气管痉挛、畅通气道的作用，还能抗过敏。如此标本兼治，疗效必然显著。

猪肺萝卜汤

【材料】

鲜猪肺　1副

鲜白萝卜　500克

【用法】

（1）将猪肺洗净，切片；萝卜洗净，切片。

（2）将肺片与萝卜片入沙锅，加水1000毫升，先大火煮沸，去浮沫，再小火炖至肺烂。

（3）放入适量调料，吃肺片、萝卜，喝汤，每日两次。

【功效】

本药膳有补肺化痰、降气平喘的功效。中医有以肺补肺的“脏器疗法”，对久患哮喘、身体较弱而平时痰涎特多者适宜，因为白萝卜含芥子油，有顺气化痰、止咳平喘的作用。

麻杏猪肚

【材料】

鲜猪肚　1个

杏　仁　　30克

麻　黄　　10克

食用醋　　1000毫升

【用法】

（1）将猪肚洗净，将杏仁、麻黄纳入猪肚内，放入锅中，加醋，小火煮至醋尽。

（2）去麻黄，将猪肚切成条块。可当零食吃猪肚、杏仁。

【功效】

本方有健脾益肺、止咳平喘的功效。

猪肚即猪胃。脾胃为生痰之源，以胃补胃的“脏器疗法”可以防止痰涎阻滞气道。麻黄、杏仁相配有很好的平喘作用。所以本方适宜于脾胃虚弱、食少纳差的哮喘患者食用。

米汤猪睾

【材料】

猪　睾　　1对

米　汤　　120毫升

【用法】

（1）将鲜猪睾洗净去脂膜，烘干，研成细末。

（2）将猪睾末调入热米汤中即成。每日早上空腹一次吃下，连吃半个月以上。

【功效】

猪睾丸是中医的补肾妙品。中医所说的肾包括性激素和生精的物质，所以认为猪睾、羊睾等动物的睾丸有补肾作用。

中医认为补肾就是治本，要使哮喘断根，从根本上治就需补肾。凡哮喘久不愈者，无论有无肾虚都可补肾。米汤含有丰富的B族维生素，有健脾作用。脾肾双补效果更好。

核桃炖兔脑

【材料】

核　桃　　6枚

兔　头　　1个

食　盐　　1克

【用法】

（1）购去皮毛的新鲜兔头，洗净后劈成两半。

（2）取核桃仁与兔头同炖，煮沸后加盐，小火炖至兔头肉一剥即脱时则成。每日1剂，吃核桃仁、兔肉、兔脑髓，喝汤。

【功效】

老人、小孩哮喘反复发作，经久不愈者，肾气多有亏虚现象，如小儿遗尿，老人夜尿多，弱不禁风，一遇气候变化即发哮喘，便可食用本方。

核桃仁补肾纳气又补脑。兔头补脑，常吃可促使"下丘脑——垂体——肾上腺皮质轴"功能恢复正常，增强对气候环境变化的防御力和适应力，并能抑制过敏原引起的超敏反应，从而防止哮喘发作。

黄酒炖羊胎

【材料】

羊　胎　　3个

黄　酒　　500毫升

【用法】

（1）肉联厂宰杀母羊时可得到核桃大小的羊胎，购取9个放冰箱保存备用。

（2）取羊胎3个入沙锅，加黄酒煮熟即成。

（3）吃羊胎肉，喝黄酒，每晚吃3个，应趁热吃，吃后盖厚被睡下，捂出微汗，连吃3个晚上。

【功效】

中医认为“哮喘之病根在肾”。肾虚，哮喘病程长，缓解期就短。多在冬天遇寒即发，平时还有头昏耳鸣、腰膝酸软、畏寒肢冷等肾阳虚的症状。治疗当温补肾阳，黄酒炖羊胎就是很妙的温补肾阳的食物。研究表明，温补肾阳可增强患者“下丘脑——垂体——肾上腺皮质轴”功能，提高干扰素的含量，抑制超敏免疫反应，降低气道的高反应性。坚持食用温补肾阳的药食，可使多年不愈的顽固哮喘断根。

肺栓塞

肺栓塞是肺动脉血栓形成引起胸闷、气短、呼吸困难的一种疾病。由于它与坐经济舱缺氧引起的症状相似，因此国外又称为“经济舱综合征”。过去对本病认识不足，常出现漏诊和误诊，认为本病罕见。实际上是常见病，其发病率仅次于冠心病和高血压。

引起肺栓塞的原因，有长途旅行（乘飞机、轮船、火车连续10个小时以上者）、长时间静坐（如上网、伏案写作等），更多见的是慢性病患者如心功能不全（肺心病的右心衰竭、高血压心脏病的左心衰竭等）、高脂血症、肥胖、心肌梗死以及外伤、手术或长期卧床的病人都易患肺栓塞。

肺栓塞的临床表现为胸闷胸痛、咯血、呼吸困难、紫绀等症状。医院作肺动脉造影、核素显像等可以确诊。一般老年人出现不明显原因的胸闷、气短，又不是冠心病、肺心病引起者，要警惕肺栓塞发生，应及时就医，因为本病延误治疗的死亡率为20%～30%。

肺栓塞的治疗，目前西医主要采用抗凝和溶血栓疗法，但都必须在监测下进行。中医食疗药膳对预防肺动脉血栓形成、活血化淤抗凝和溶解血栓都有一定疗效。病情轻者可以选用以下食疗药膳。

木耳苹果汤

【材料】

黑木耳　6克

鲜苹果　1个

【用法】

(1) 用温水将黑木耳发涨，苹果冲洗干净切片。

(2) 用发涨的黑木耳和苹果煮成汤。佐餐食用，每日吃此1剂，常吃。

【功效】

高黏血症和高脂血症（去医院查血便知）是动脉粥样硬化、血栓形成的基础。若血黏度、血脂降至正常水平，就可防止肺动脉血栓形成，预防肺栓塞发生。

黑木耳含有丰富的吡嗪，可使血小板凝集率显著下降，同时能降低血黏度、甘油三酯，改善肺循环。苹果含果胶能降低血中的胆田醇，防止脂质凝集；苹果中的维生素C、果糖和镁与果胶形成新的化合物能增血脂胆固醇的功效。所以有高脂血症或高黏血症或两者兼有的人（特别是中老年人）常吃本方就可使血黏度、血脂降到正常水平，防止血栓形成，从而防止肺栓塞的发生。

麻油西红柿汤

【材料】

西红柿　2个

芝麻油　15毫升

【用法】

（1）将西红柿洗净，连籽切成片。

（2）锅中加水1碗煮沸后下西红柿片，加芝麻油即起锅。

（3）吃西红柿，喝汤，每天吃两剂，佐餐食用。

【功效】

西红柿即番茄，含有有一种番茄因子，有溶解血栓的作用，这是英国学者发现的。番茄因子在番茄籽周围的黄色胶状物里。实验和临床观察证实番茄因子可防止血小板凝集。4个番茄中的番茄因子就可使血小板的活性降低72%，比阿司匹林的疗效还好，且不会有引起胃黏膜损伤和出血等副作用。有人称番茄是天然的血栓溶解剂。芝麻油中的天然维生素E也有溶解血栓的作用。番茄中含有的番茄红素不仅能抗氧化、抗血管老化（动脉粥样硬化），而且还有利于防治肺栓塞。

瓜蒌薤白桃仁汤

【材料】

瓜　蒌　　1个

薤　白　　12克

桃　仁　　12克

制半夏　　10克

蜂　蜜　　10克

【用法】

（1）取瓜蒌洗净后去瓤留壳和籽，薤白、桃仁、制半夏洗净。

（2）将瓜蒌壳、瓜蒌籽与薤白、桃仁、制半夏一起入沙锅，加水500毫升，煮沸后小火煎25分钟，滗出药液约200毫升。

（3）再加水300毫升入沙锅，煎煮如前法，去渣，取滤液约160毫升，与第一次药液混合，调入蜂蜜10克即成。空腹饮用，每次饮100毫升，每日3次。

【功效】

肺栓塞出现胸闷、咳喘、气急，舌苔白腻，舌质淡紫或有蓝黑色淤斑、淤点，唇甲发绀等症状。中医辨证属于痰浊淤血阻滞胸膈，当豁痰涤浊，活血化淤，即栓塞肺动脉的血栓是由痰浊和淤血凝结而成的，只需化掉痰浊淤血，肺栓塞就会得以解除。

本方瓜蒌壳和籽配薤白、制半夏能开胸利膈，化痰涤浊；配桃仁活血化淤，可促进血栓溶解。因而本方适宜于痰淤引起的肺栓塞。

洋参三七茶

【材料】

西洋参　　6克

三　七　　6克

冰　糖　　5克

【用法】

(1) 将西洋参切成薄片，三七捣成碎末。

(2) 将西洋参片、三七末、冰糖放入茶杯，冲入白开水，加盖闷泡15分钟开始饮用。代茶频饮。

【功效】

气阴两虚夹淤血的肺栓塞患者表现为胸闷气短、咽干口燥、精神疲乏、呼吸困难、口唇紫绀等症状。本方西洋参益气养阴，三七活血化淤，正是对症之方。西洋参可抗缺氧、抗疲劳；三七能降血黏度、抗血小板凝集，促进血栓溶解。

甜瓜蜜汁

【材料】

甜　瓜　　500克

蜂　蜜　　10克

【用法】

(1) 将甜瓜洗净后，榨取瓜汁。

(2) 将蜂蜜与瓜汁调匀即成。当饮料饮用。

【功效】

甜瓜是近年来风靡欧美的时兴保健水果，俗称香瓜，原为葫芦科植物热带瓜果。现在我国华北、西北广为栽培，为夏季优良果品。近来科学家发现甜瓜含有一种抗凝作用的“腺苷”，可防止血小板凝聚，抗血栓形成，还有溶解血栓的功效，是肺栓塞患者夏季首选的水果。若无甜瓜，可选菠萝、草莓，这些同样有抗血凝的作用，但溶解血栓之力不如甜瓜。

水蛭龙眼

【材料】

水　蛭　　12克

龙　眼　　6个

白　酒　　少许

【用法】

（1）到中药店购干水蛭，研成细末。

（2）将水蛭末喷白酒捏成 6 颗小丸，填入龙眼（去核）内，置冰箱保存。早、晚各吃 1 颗水蛭龙眼，连吃 3 个月以上。

【功效】

水蛭也叫马鳖，含水蛭素，有抗凝血作用，能溶解血栓。但因水蛭抗凝血的作用很大，故有全身性出血症状和血小板减少者禁用。

高脂血症

一般成年人空腹时血清中总胆固醇超过 5.72mmol/L，甘油三酯超过 1.70mmol/L，可诊断为高脂血症，而总胆固醇在 5.20～5.70mmol/L 之间者称为边缘性升高。

高脂血症会引起动脉粥样硬化，是导致心脑血管病的主要原因。据了解，我国现患高脂血症的人约有 1.6 亿。高脂血症未出现合并症者，多无自觉症状，常常是在健康体检中才得以发现的。这里着重介绍几个降血脂且疗效可靠的食疗方。

黑豆粥

【材料】

黑大豆　30 克

粳　米　50 克

【用法】

(1) 将黑大豆、粳米淘洗净。

(2) 将淘洗后的黑大豆与粳米一齐下锅，加水 500 毫升，先大火煮沸，再小火煮至烂熟即成。

(3) 最好不放油、盐等调料，若欲增香味刺激食欲，可加鲜紫苏叶 10 克切细，待粥将熟时放入，再煮至粥熟。代早餐、晚餐主食食用。腹胀者，每天只吃 1 次。

【功效】

本方有补肾化脂的功效。雄性激素和雌性激素的分泌和协调与肾关系密切。这两种性激素分泌不足与失调，会引起脂代谢紊乱，从而使脂肪蓄积，血脂升高，形成高脂血症。黑大豆含植物雄、雌两种性激素，吃后可补充人体这两种性激素的不足，从而起到调整脂代谢、降血脂的作用。美国科学家一项研究表明，长期吃黑豆粥或黑豆馅烤饼，有降血脂胆固醇和防治冠状动脉粥样硬化性心脏病的作用。美国科学家曾对11924名成年男女进行长达19年的临床观察，发现每周吃4次黑豆等大豆制品的人，其高脂血症、冠心病的发病率低于11.9%。这是因为黑豆等大豆制品除能补充性激素，调节血脂外，其所含亚麻酸和卵磷脂有直接降血脂胆固醇的作用；大豆苷皂还能促使脂肪分解，防止氧化脂质沉积血管壁引起的动脉粥样硬化。他们观察到，每天吃100克大豆制品，可使血清胆固醇降低20%。大豆蛋白还能升高好胆固醇高密度脂蛋白，降低坏胆固醇甘油三酯和低密度脂蛋白。

蒜泡菜鱼

【材料】

独头大蒜　100克

四川泡菜　100克

草　　鱼　1尾

调　　料　适量

【用法】

(1) 将独头紫皮大蒜去粗皮，洗净。

(2) 将鲜活草鱼洗净后去腮和内脏，将鱼身切成块。

(3) 将大蒜、鱼块入锅，加水适量，下泡菜，再加料酒10克、生姜10克、葱10克、食盐1.5克，煮熟即成。吃蒜、鱼肉，喝汤，佐餐食用。

【功效】

本方有降血脂的功效。大蒜中的含硫化合物，能降胆固醇，化解油脂。四川泡菜富含维生素C和多种微量元素，有降血脂、解油腻的作用。鱼肉含不饱和脂肪酸，能降胆固醇。调料中的姜、葱、料酒都有化油脂、降胆固醇的功效。所以本方常吃有很好的降血脂疗效。

红薯鱼饼

【材料】

红　薯　250克

面　粉　　10 克
鱼　肉　　50 克
酱　油　　5 毫升
橄榄油　　30 毫升
姜　葱　　适量

【用法】

（1）将红薯洗净后蒸熟，去皮，压成泥状。

（2）取净鱼肉剁细烂，加酱油 5 毫升搅匀。

（3）锅中加橄榄油 30 毫升，烧热后下姜粒、葱花各 10 克炒香，再下鱼肉略炒，做成馅。

（4）将鱼肉馅掐入红薯泥面中，压成饼，上笼蒸熟即成。早、晚代主食食用。

【功效】

本方有降血脂、通大便的功效。红薯所含 B 族维生素和纤维素比米、面丰富，可促进胃肠蠕动，排去多余的胆固醇。配鱼肉、姜、葱更增强降血脂的效果，而且味道鲜美，令人久吃不厌。

冬瓜海带汤

【材料】

冬　瓜　　200 克
海　带　　50 克
调　料　　适量

【用法】

（1）将冬瓜洗净去瓤籽，连皮切成块。

（2）将海带先蒸半小时，用苏打粉少许搓后放入清水中泡两小时，捞出切成丝。

（3）将冬瓜块和海带煮成汤，起锅后加米醋少许。佐餐食用，吃冬瓜、海带，喝汤。

【功效】

本方有降血脂和减肥的功效，尤其有降甘油三酯的作用。冬瓜是瓜菜中唯一不含脂肪的佳品，其所含丙醇二酸可抑制糖类转化为脂肪，防止体内脂肪堆积和血脂胆固醇增高。冬瓜皮富含钙、钾，利尿去脂作用显著，所以冬瓜不宜去皮。海带含大量的粗纤维和微量元素碘，以及牛碘酸和褐藻酸，可抑制胆固醇的吸收，促进脂肪、胆固醇的排泄，加速脂肪的燃烧，防止脂肪堆积在体内引起肥胖。冬瓜配海带既利尿又通便，所以降脂减肥效果显著。

五香兔丁

【材料】

净兔肉	100 克
桂　皮	3 克
八　角	12 克
丁　香	6 克
花　椒	6 粒
姜、葱	适量

【用法】

（1）将兔肉洗净切成两块，放入料酒腌渍半小时。葱打结，姜拍松。

（2）用纱布将桂皮、八角、丁香、花椒包在一起，扎成香料袋。

（3）锅置旺火上，加水淹住兔肉、姜、葱、香料袋，煮沸后去浮沫，改用文火焖 1 小时，再用旺火收汁，捞出兔肉切成小块，淋上锅中剩下的汁水即成。佐餐食用。

【功效】

本方有增加高密度脂蛋白，降低低密度脂蛋白和胆固醇的功效。方中调料桂皮、八角（大茴香）、丁香、花椒芳香化湿，祛脂解油，与姜、葱配合，化油脂、降胆固醇的作用更强，兔肉含脂肪极少，蛋白质含量高，能增加人体高密度脂蛋白。高密度脂蛋白可清除低密度脂蛋白、胆固醇等血脂成分。因此五香兔丁适宜高密度脂蛋白低而低密度脂蛋白和胆固醇高者常吃。

茄子烧鳝

【材料】

紫皮茄子　500克

鳝　　鱼　250克

独头大蒜　100克

混 合 油　20克

葱　　段　10克

姜　　片　10克

豆　　瓣　10克

酱　　油　5毫升

白　　糖　5克

【用法】

（1）将茄子去蒂，洗净，削成块状，将鲜活鳝鱼去骨和内脏，切成节段。勿用死鳝。

（2）将锅烧热，加混合油烧至六成熟，下豆瓣和清水150毫升，烧至鳝熟蒜软。

（3）放独头大蒜、葱段、姜片，加酱油、白糖炒匀即成。佐餐食用。

【功效】

本方有降血脂、降血糖，防治动脉粥样硬化的功效。茄子、大蒜、姜、葱都有显著的降血脂、降胆固醇，防治动脉粥样硬化的作用。几种合用，形成合力，降血脂、降胆固醇的作用更强。鲜茄子富含维生素P、B_2、C，还有蛋白质，能使血管变得柔软，可活血散淤，所以国外有常吃茄子治疗血管硬化、老化而出现的“老年斑”（寿斑）。动物实验也证明茄子能降胆固醇和减肥。日本人还认为茄子水分多，产热低，性凉，既是夏季清暑食品，又能防治高血压。鳝鱼含蛋白质高达18%，且属优质蛋白，更利于保持血管的弹性和柔韧性；鳝鱼脂肪占1.4%，和鱼肉脂肪一样，不但不增加胆固醇，因含不饱和脂肪酸，反而能使胆固醇降低；鳝鱼还含鳝鱼素，有降血糖的作用。所以本方对高脂血症、高血糖症，都大有好处。

豆豉魔芋

【材料】

魔芋豆腐　150克

生姜粒　5克

豆　豉　10克

香　葱　5克

橄榄油　15毫升

【用法】

（1）将魔芋豆腐切成片。

（2）锅中加橄榄油烧热后下豆豉炒香，再下魔芋豆腐炒匀后煮片刻，撒上姜粒、葱花即成。佐餐食用。

【功效】

本方有显著的降胆固醇的作用。豆豉是大豆发酵而成的调味品，比大豆更易于消化吸收。豆豉所含异黄酮可降低人体10%的胆固醇。营养专家还指出，因豆豉含有大量能溶解血栓的尿激酶，所以豆豉有降胆固醇、溶解血栓的作用。魔芋豆腐的主要成分是甘露聚糖，其膨胀系数可达100倍，能促进肠蠕动，并使沉积肠壁上的胆固醇、毒物迅速排出体外，阻止多余的胆固醇进入血液，从而使血清总胆固醇降低，被称为“胃肠道的清洁剂”。魔芋配豆豉、姜、葱，降胆固醇的作用更大。

黑木耳豆腐

【材料】

黑木耳　6克

豆　腐　200克

生姜粒　5克

葱　花　5克

食　盐　1.5克

橄榄油　　15 毫升

【用法】

(1) 将黑木耳在温水中发涨，去杂质。

(2) 锅中放橄榄油 15 毫升烧热后下姜、葱炒香，下黑木耳炒匀，下豆腐块，加盐大火煮 5 分钟即成。佐餐食用。

【功效】

黑木耳是生长在朽木上的一种食用菌，被称为“素中之肉”。每百克含蛋白质 10.6 克、钙 358 毫克、磷 201 毫克，还富含维生素 B_1、B_2 和胡萝卜素等营养物质。黑木耳与姜、葱相配，还有活血化淤的功效，可防治血液凝结成血栓。实验表明黑木耳特别能降甘油三酯。有人曾每天吃 30 克凉拌黑木耳，连吃 20 后，甘油三酯从 400 毫克下降到 197 毫克，而且耳鸣、头昏等自觉症状也逐渐消失。甘油三酯是脂肪的主要成分，它能使血液黏稠度增高，很容易形成血栓。一般降血脂的药物都能使胆固醇下降，却很难使甘油三酯下降，像黑木耳这样降甘油三酯有显著效果的药物很少。所以对溶解血栓、防止血液凝结起主要作用的是黑木耳。

芥菜萝卜汤

【材料】

芥　菜　　100 克

白萝卜　　200 克

胡椒粉　　1.5 克

芝麻油　　适量

【用法】

(1) 将鲜芥菜（也可用其他绿叶蔬菜，如小白菜、菠菜、莴笋叶等）洗净。

(2) 将白萝卜洗净，切成片，入锅加水 1 大碗，煮沸后下芥菜，再煮片刻即起锅。

(3) 加入胡椒粉、芝麻油少许，佐餐食用。

【功效】

本方有解油腻、降血脂，特别是降胆固醇、甘油三酯的功效。俗话说

“青菜、萝卜保平安”，青菜就是芥菜中的叶用芥菜，富含维生素C、纤维素以及镁、钙、钾等矿物质，属于碱性食品。高脂血症的人因爱吃肉类等酸性食品，体液偏酸，易患心脑血管疾病以及痛风、糖尿病，甚至癌症。只有体液的pH值在7.35～7.45范围内且偏碱性时，人体免疫细胞和胰岛素的活性才正常，才能免于患心脑血管病、痛风、糖尿病和癌症等危害人体健康的疾病。青菜、萝卜相配，可使体液偏弱碱性，不但可防止上述疾病的发生，还能降低胆固醇和甘油三酯，所以常吃青菜、萝卜确能保平安。

高黏血症

高黏血症，即血液黏稠度增高，俗称“血稠”或“血稠症”。血稠症，外观看血液浓浓的，很像糨糊。但不能只看表面，经医院化验血才能作出确切诊断。引起高黏血症，大致有三种情况：一是长期精神压力过大，中医说的气郁致血郁者；二是平时爱吃肉类食物，血脂高导致高黏血症；三是喜欢甜食，血糖过高而导致血稠。食疗对这三种因素引起的高黏血症都有较好的疗效。现介绍数方，供酌情选用。

麻油红花豆

【材料】

红花豆　　50 克

芝麻油　　10 毫升

酱　油　　5 毫升

芥　末　　1 克

【用法】

(1) 将红花豆放置锅中加水煮到熟软。

(2) 将煮好的红花豆放入盘中，加酱油、芥末拌匀，淋上芝麻油即成。

(3) 佐餐吃或作下酒菜。

【功效】

长期精神压力大，心情抑郁，可在血小板表面发生突起，形成“假足”，它可以抓住血管壁，使血小板缠绕在一起，且逐渐增大，直到堵塞血管，这个过程就是所谓的血栓形成。精神压力大还会使血液中自由基增加，损坏血管，在焦躁、忧虑、烦恼时，血液中自由基会更加旺盛地产生。一旦血管受损，血小板为保护伤口，会附着在血管壁上，如果接连不断地堆积，就形成血栓。另外，血小板还可发生硬化，进一步促进血栓形成，从而使血黏度增加，发生血稠。科学家研究发现，精神压力大，心情抑郁者大脑色氨酸水平降低，及时补充色氨酸，能提高大脑 5-羟色胺水平，可使人心情愉快，压力消除。

本方每百克，其中红花豆（甘肃宁夏产）含色氨酸 986 毫克，黑芝麻含色氨酸 367 毫克，酱油含色氨酸 43 毫克，芥末含色氨酸 300 毫克。每天吃此菜 1 盘，加上心理开导，有助于减轻精神压力，防止血小板堆积，从而使血黏度降低。

藿香鲫鱼汤

【材料】

藿香叶　10 克

鲜鲫鱼　2 尾（约 150 克）

胡椒粉　1 克

橄榄油　20 毫升

【用法】

（1）藿香叶（鲜藿香叶用 30 克）淘洗净，鲫鱼剖去肚肠内脏。

（2）锅中放橄榄油烧热后下鲫鱼煎黄，加水 1 大碗煮沸后下藿香叶再煮 5 分钟，撒胡椒粉即成。佐餐食用，吃鱼肉，喝汤。

【功效】

长期精神抑郁的人闷闷不乐，心情沮丧，提不起精神，使气血淤滞发生血稠。科学家发现这种人的血液中色氨酸水平很低，补充色氨酸可提高大脑中的多巴胺和肾上腺素，从而使人精神振奋，充满活力，心情开朗，气血畅通，血稠也因之缓解。

本方每百克，其中藿香含色氨酸 564 毫克、鲫鱼含色氨酸 570 毫克。因此本方可提高血液和大脑中的酪氨酸水平，吃后起到减轻精神压力，带来好心情的作用。鲫鱼汤味道鲜美，仅次于鸡汤，且有直接降血脂、解血稠的作用。

芝麻海带汤

【材料】

黑芝麻　10克

海　带　25克

调　料　适量

【用法】

(1) 用温水将海带发涨后切成丝。

(2) 将黑芝麻炒香后加水1大碗，下海带丝煮沸后加酱油、醋各3克，鸡精1克搅匀即起锅。佐餐食用。

【功效】

本方既降胆固醇，又降血黏度。黑芝麻含有丰富的亚麻酸，不但能降血脂、降胆固醇，还能使高密度蛋白升高。芝麻所含天然维生素E可促进血栓、动脉硬化斑块溶解，从而使血黏度降低。海带含大量粗纤维可阻止胆固醇吸收，所含碘和褐藻酸，可化解血中的脂质而起到降脂、降血黏度的作用。

紫苏鱼

【材料】

紫苏叶　50克

鲜鲫鱼　200克

调　料　适量

【用法】

(1) 将鲜紫苏叶（干品10克即可）洗净。

(2) 鲜鲫鱼（其他淡水鱼亦可）去内脏，放入锅中，加水适量，加酱油5毫升、料酒5毫升。

(3) 煮沸后去浮沫，加紫苏叶再煮沸，加醋3毫升即起锅。佐餐食用。

【功效】

紫苏叶既是中药又是食物，因其味芳香，多作调味品。其含有维生素B、矿物质镁和微量元素锌，尤其富含能清除引起人体衰老自由基的强氧化物质——β胡萝卜素和维生素E。其中β胡萝卜素的含量居蔬菜的第一位，胡萝卜、芹菜也自叹不如。紫苏叶与鱼烹调，可解鱼蟹毒，又能增强鱼肉降脂的作用。新近研究发现，紫苏中含有食物中少见的a-亚麻酸，而且含量很高。中国军事医学科学院等单位对上千种野生草本植物进行研究比较，结果发现"长寿之乡"——四川彭山县的紫苏含有丰富的a-亚麻酸，而一般植物中含量甚少。a-亚麻酸是构成人体组织细胞的主要成分，在体内参与磷脂的合成代谢。人体自身不能合成a-亚麻酸，只能通过食物摄取。现代科学证明，a-亚麻酸可以抑制人体内血小板聚集，减少血栓形成，防止心脑血管疾病发生，预防和延缓动脉硬化，调节血脂，降低胆固醇。相传活了800岁的彭祖曾长期生活在彭山，他的长寿与常吃紫苏有关。而今彭山县的百岁老人居四川省之冠，紫苏也起了重要作用。紫苏鱼中的鱼肉含二十碳五烯酸，也能降血脂，抑制血小板凝聚；另外，还含有血压升高抑制肽，可有效控制危害人生命的"头号杀手"——心脑血管疾病。

鲜果蔬汁

【材料】

黄　瓜　　500克

苹　果　　250克

苦　瓜　　300克

大青椒　　100克

【用法】

（1）将上述果蔬洗净后切成条块状。

（2）放入果汁机中榨取汁液装瓶备用。取汁液当饮料饮用，一天内分多次饮完。

【功效】

鲜果蔬汁含水量达90%左右，可稀释血液，降低血黏度。黄瓜含丙醇二酸可抑制糖类转化为脂肪，所含纤维素又能降血脂、降血糖。苦瓜所含的多肽-p有类似胰岛素，可使血糖降低。苹果和青椒富含维生素C，可促进胰岛素分泌，充分发挥降血糖的作用。血糖过高，糖分可使细胞表面变硬。正常人的红细胞是圆形柔软的，能在细小弯曲的血管里自如地通行，一旦变硬就易在细小血管中堵住，形成血栓，增加血稠，加速动脉硬化。血糖高的人动脉硬化的速度是普通人的6倍以上。所以降血糖是改善血黏度的重要手段。

耳果降黏汤

【材料】

黑木耳　6克

苹　果　1个

生姜粒　5克

【用法】

（1）用温水将黑木耳发涨，苹果洗净后切成薄片。

（2）锅中加水1大碗，放入发涨的黑木耳和苹果片，煮沸后加入姜粒再煮3分钟即成。睡前喝汤，吃木耳和苹果片。

【功效】

黑木耳有降甘油三酯的作用，能除去形成高黏血症的物质基础；黑木耳可使血小板凝集率显著下降，促进血液流动，防止血黏度增高。生姜含有类似阿司匹林的物质，能减少凝血酶的数量，减少血小板凝集，并有溶解血栓的作用。苹果含有果胶能降血脂、胆固醇。三者煮成汤能稀释血液，降低血黏度。

降脂降黏饮

【材料】

生首乌　15克

蜂　蜜　10克

水蛭粉　1克

【用法】

（1）将生首乌洗净后切片，入沙锅，加水1大碗，煎成1小碗，去滓，取药液调入蜂蜜。

（2）将水蛭（可在中药店购买）烘干，研成粉末备用。

（3）用生首乌蜂蜜水送服水蛭粉，每日晚饭后1次。

【功效】

本方降血脂的同时能降血黏度，用于高黏血症较重者。生首乌在补精血的同时有润肠通便的作用，能减少胆固醇在肠道内的吸收，防止胆固醇在肝内沉积，且能降低血清胆固醇。水蛭含蛋白质和肝素、抗血栓素，有活血化淤、防止血小板凝聚、溶解血栓、显著降血黏度的作用。但若有吐血、咯血以及内脏出血的情况，禁用本方，否则会加重出血。

高血压

高血压早期，病人有头晕、头胀、头痛、失眠、耳鸣、心悸、性急、易发脾气等症状。1999 年世界卫生组织（WHO）和国际高血压联盟（ISH）共同制定了诊断高血压的最新标准。

理想血压：低于 120/80 毫米汞柱；

正常血压：低于 130/85 毫米汞柱；

正常高值：130～139/85～89 毫米汞柱；

一级高血压：140～159/90～99 毫米汞柱；

二级高血压：160～179/100～109 毫米汞柱；

三级高血压：大于或等于 180/110 毫米汞柱；

单纯收缩期高血压：收缩压大于或等于 140 毫米汞柱，舒张压小于 90 毫米汞柱。

研究表明，只要血压超过正常标准，心脑血管病的疾病率及死亡率就会明显增加。因此，中青年或糖尿病患者血压应低于 130/85 毫米汞柱，老年人血压至少应控制在 130～139/85～89 毫米汞柱的正常高值范围以内。

以下膳食疗方对高血压有很好的辅助治疗作用。

鸭掌豆腐皮

【材料】

鸭　掌　　50 克

豆腐皮　　50 克

香　油　　50 毫升

酱　油　　50 毫升

鸡　精　　2 克

【用法】

（1）将鸭掌去粗皮，洗净。

（2）用清水将豆腐皮发涨后，切成丝。

（3）将豆腐皮、鸭掌入锅，加水 500 毫升，先大火煮沸后，改小火煨至鸭掌烂熟，然后加香油、酱油和鸡精即可。每日 1 次，当菜佐餐。

【功效】

鸭掌是鸭子的脚掌。鸭肉性味甘凉，有养阴清虚热的功效。有人吃鸡肉上火，吃鸭肉则平安无事。鸭掌富含胶原蛋白和氨基酸，味美有似熊掌而价廉易得。鸭掌最可贵的是富含苯丙氨酸（氨基酸的一种），每百克达 1236 毫克。豆腐皮是黄豆制品，也富含苯丙氨酸，每百克含 2396 毫克。

科研人员发现遗传性高血压的发病机理，是高血压患者缺乏苯丙氨酸造成的。他们通过临床验证，每天补充 1 克苯丙氨酸，连续 6 个月，就可以使遗传性高血压合并左心室肥大向正常的方向转化。遗传性高血压是先天性的，很难治疗。医生因缺乏良策而头痛，病人抱病终生而丧失治疗信心。补充苯丙氨酸能治好遗传性高血压这一惊人发现，令医生与病人皆大欢喜。这种疗法说明食疗能改变遗传基因，可称为食物的基因疗法。

本方每天吃 1 次，能补充 1 克以上的苯丙氨酸，而且动物蛋白中的苯丙氨酸和植物蛋白中的苯丙氨酸相互搭配，更利于人体消化吸收和利用。

金针菇烧鳝鱼

【材料】

金针菇　　100 克
豆　瓣　　10 克
鳝　鱼　　200 克
料　酒　　10 毫升
独头大蒜　20 克
花生油　　30 毫升
酱　油　　10 毫升
葱　段　　5 克
姜　片　　5 克

料　酒　　适量

【用法】

(1) 将金针菇鲜品洗净，挤干水分。

(2) 将鳝鱼去骨头及内脏，洗净切成段。

(3) 将锅加油烧热后，煸豆瓣，加鳝鱼肉煸干水分，再加金针菇、姜、葱、蒜、料酒、酱油和300毫升水烧至鱼熟即可。佐餐吃。

【功效】

金针菇属伞形科食用菌，不是金针菜。金针菇含有16种氨基酸，味道鲜美。尤其含有钾、钙、镁、维生素B_2和纤维素，有降胆固醇和降血液黏稠度，防治动脉硬化和防治高血压、冠心病的功效。

鳝鱼肉与鱼肉一样含有不饱和脂肪酸，有降胆固醇、防治动脉硬化的功效，还含有一种鳝鱼素能降血糖。与金针菇相配更适宜高血压合并糖尿病的患者食用。

昔乾隆皇帝下江南吃了一道这样的菜，并美其名曰“游龙绣金线”。因其肉嫩味美，因此深受乾隆皇帝喜爱。回到宫里后，他要求御厨照样子来做这道菜，并且要常吃这道菜。所以乾隆皇帝一生无心血管病，活到了89岁，成为封建时代皇帝中的长寿冠军。

萝卜鲫鱼汤

【材料】

白萝卜　　350克

鲜鲫鱼　　500克

大豆油　　100毫升

料　酒　　15毫升

大　葱　　10克

生　姜　　10克

胡椒粉　　5克

鸡　精　　适量

【用法】

(1) 将鲜鲫鱼刮去鳞，去鳃，剁鳍，去内脏，洗净；鱼身两侧割斜刀口，撒上1克食盐，加料酒，腌一会儿。

(2) 白萝卜不去皮，洗净切成丝。

(3) 大葱剖开，切成段；生姜切成丝。

(4) 将锅烧热，倒入豆油，油沸时下鱼，将两面煎成浅黄色时起锅。

(5) 锅中余油下葱段、姜丝煸香，再下萝卜丝炒几下，加入骨头汤或清水，放入煎过的鱼，烧开后去除浮沫，加入食盐、料酒、胡椒粉，用文火焖约10分钟，视鱼眼已凸、萝卜已烂、汤汁变白时，加入鸡精即起锅。佐餐食用。

【功效】

民谚："冬吃萝卜夏吃姜，不劳医生开药方。"萝卜化痰除湿、利尿消脂、减肥轻身。研究发现，萝卜所含维生素C是梨和苹果的8～10倍。维生素C能解油脂，降胆固醇。萝卜还含芥子油，能去痰化痰，还能促进胃肠蠕动，将多余的脂肪、胆固醇通过大便排出体外。鲫鱼煮汤味道特别鲜美，是任何其他鱼都不及的。鲫鱼肉与其他鱼肉一样，含有不饱和脂肪酸，专门吞噬胆固醇。鱼肉中的优质蛋白又能软化血管，从而使血管容易扩张，降低血压。萝卜与鱼肉配合，如鱼得水，相得益彰。吃萝卜最好不要去皮，因为皮里含有丰富的钙和钾，钙、钾都有降血压的功效。

魔芋烧海参

【材料】

魔　芋　500克
海　参　50克
玉米油　30毫升
酱　油　10毫升
葱　段　5克
姜　块　5克
蒜　皮　10克
料　酒　适量
骨头汤　适量

【用法】

（1）将海参放入无油的锅中，加满冷水，置大火上烧至水响而未沸时，离开炉火，盖紧锅盖，让锅中的热水将海参泡软；用剪刀剪开参肚，挖去内脏，洗净。在锅中加入冷水，放入洗净的海参，再大火烧至水响，移开锅，任由锅中热水浸泡海参，直至手指甲能刻进海参为止。捞出海参将其切成条状或片状。

（2）将魔芋放开水中煮透，捞出切成条状。

（3）将锅烧热，下玉米油烧熟，下海参炒，加料酒、酱油、姜、葱、蒜和骨头汤，煮至海参熟软时，加魔芋条同煮10余分钟，去姜、葱起锅即可。当菜佐餐，1日分两次吃完。

【功效】

魔芋是低糖无脂肪的食物，是风靡世界的减肥食品，让人们不用饿肚子还能减肥。更主要的是魔芋和海参都富含微量元素硒。每百克魔芋粉含硒高达350.15微克，是食物中含硒的佼佼者。据科学家调查，缺硒地区的高血压、心脏病和冠心病的死亡率比不缺硒的地区高3倍。研究发现，硒有保护心肌的作用；还有很强的抗氧化作用，能防止氧化胆固醇和低密度脂蛋白沉积在血管壁上引起动脉硬化。补充足够的硒（从食物中获得），就可减少高血压、心脏病的死亡率，减轻高血压引起的左心衰竭。硒还能恢复胰腺分泌胰岛素的功能，所以本方又能治疗糖尿病。

芝麻煮海带

【材料】

黑芝麻	30克
海　带	50克
骨头汤	500毫升
酱　油	5毫升
米　醋	5毫升
葱　花	3克

【用法】

（1）将黑芝麻淘洗干净后晾干。

（2）海带用热水发涨，洗净，切成细丝。

（3）先将黑芝麻在热锅中炒香，加入骨头汤，再加入海带丝，煮至海带丝熟烂，加入酱油，起锅后加醋，撒上葱花即成。每日1次，连黑芝麻、海带、汤一起吃下。

【功效】

黑芝麻，中医认为有补肾养阴的功效，属于黑色长寿食品。古代常吃黑芝麻活到百岁以上者甚多，如秦汉时期的鲁女生、宋代道士乐长等。明代医药学家李时珍，称芝麻为“仙家”食品。所谓“仙”是指住在山上的长寿老人。芝麻含亚油酸高达62.7%，还含有卵磷脂，它能溶解凝固在血管壁上的胆固醇。芝麻还富含维生素E，每百克含68.53毫克，可以防止氧化脂质所引起的血管硬化和人体老化，所以芝麻有抗衰老的功效。芝麻还含有丰富的钙，每百克含钙564毫克，与海带中的钙和碘搭配，降血压、降血脂的效果倍增，有人把它们喻为食物中的“鸳鸯配”。用骨头汤煮，因骨头汤中有动物油，有利于维生素E的溶解。加点醋，是便于钙的溶解和吸收，使钙能充分发挥降压作用。

天麻鱼头

【材料】

天　麻	10克
川　芎	6克
茯　苓	10克
鲜鲤鱼	1尾
料　酒	15毫升
大　葱	9克
生姜粒	6克
酱　油	10毫升
骨头汤	200毫升
水豆粉	10克
香　油	10毫升

【用法】

(1) 先将鲜鲤鱼去鳞、去鳃和内脏，洗净。

(2) 将川芎、茯苓切成片，用淘米水泡上；再将天麻放入，浸泡 6 小时后捞出天麻，放在米饭上蒸透，切成薄片备用。

(3) 将天麻片放入鱼头和鱼腹中，置盆内，放进葱、姜，加清水适量，上笼蒸半小时。

(4) 将水豆粉、骨头汤、料酒、酱油、香油等调料，放入锅中烧开，浇在天麻鱼上即可。分多次将鱼肉、天麻片吃完。亦可佐餐食用。

【功效】

鲤鱼性味甘平，与天麻合用，长于平息肝风。天麻经过放入川芎、茯苓的淘米水浸泡，其中维生素 B_1、B_2、B_6 与鱼肉中的维生素 B_{12} 和叶酸组合，能清除比胆固醇更凶险的同型半胱氨酸，从而更能充分发挥疏通血管，降低血压的作用。

蟹壳蘑菇

【材料】

蟹　壳　　100 克

蘑　菇　　200 克

米　醋　　10 毫升

【用法】

(1) 选蟹壳未腐败者，打碎，泡入清水中，加米醋 5 毫升，先浸泡两个小时，然后入锅煮沸。

(2) 蘑菇洗净，撕成片，放入煮蟹壳的沸水中，再加米醋 5 毫升，小火煮 20 分钟，去蟹壳，再煮沸即成。吃蘑菇，喝汤，1 日 1 次。

【功效】

大家都知道，糖、蛋白质、脂肪、维生素和矿物质是生命的五大要素。现在科学家们又发现了人体还有不可或缺的第六生命要素——甲壳素。甲壳素是一种维生素，存在于虾壳、蟹壳、昆虫的壳内，在蘑菇中也含有甲壳素。甲壳素不溶于水，在稀酸稀碱的有机溶剂中可以溶解。甲壳素含有壳聚糖，可做成功能性健康食品。

甲壳素能减缓人体老化，增强细胞活性；可干扰胆固醇的吸收，抑制血清中胆固醇上升，从而阻止胆固醇沉积在血管壁上，防止动脉硬化；还有抗血栓形成的作用。甲壳素的这些功效，属于中医说的活血化淤，它像一个辛勤的清道夫，把血管中的胆固醇、脂质、血栓等垃圾清扫掉，让血流畅通无阻。这就叫做“通脉”。甲壳素还能降低血液中氯化钠（食盐）的浓度，降低血管收缩素的作用，使血管扩张，从而使血压降低。

本药膳中蟹壳与蘑菇相配，动物甲壳素与植物甲壳素互补，加米醋使之溶解在汤里便于人体吸收利用。

甲壳素不仅对心脑血管病患者有利，还具有提高免疫功能，抗癌细胞转移的作用；还能促进性激素分泌，使人体保持青春活力；还能调节机体的生物节律，增强人体对恶劣环境气候的适应力；还有活化肠内的抗病菌，增强抗感染的作用；还能吸附体内有毒物质及金属，使之排出体外。用其治疗心脑血管病、癌症、糖尿病等，都可取得较好的疗效。

梨汁奶

【材料】

鲜　梨　　2个

牛　奶　　250毫升

【用法】

(1) 将鲜梨洗净，榨取梨汁。

(2) 将牛奶煮沸后加入梨汁，搅匀即成。早、晚各饮1剂。

【功效】

梨性味甘凉，有养阴生津的功效。与牛奶调配，充分发挥牛奶优质蛋白质的滋补作用，又能防止牛奶“上火”。梨汁可养肝肾之阴，肝肾阴液充足就能防止肝风内动的脑中风。

研究表明，牛奶富含钙，梨汁富含钾。高血压病人平时钙和钾都缺乏。缺钙会使钠（食盐）、钙平衡失调，钠在血液中滞留过多，使血容量增加；钙则在血管平滑肌内积聚而使血管收缩，血容量增加，血管收缩会加大阻力，而使血压升高。平时多吃钙、钾的食物，能促进钠排泄。调整体内钠与钙的比值，就可缓解血管平滑肌收缩，减少血容量，从而维持血管正常的收缩反应，避免血压过高引起脑中风。

低血压

人们怕高血压，却很少有人怕低血压。其实高血压、低血压是一对孪生恶魔，都是夺人生命的“无声杀手”。高血压脑动脉硬化，可引起脑中风；低血压脑动脉硬化，同样会引起脑中风。在我国，脑中风死亡率在城市占第二位，在农村占第三位。在脑中风中有2/5是低血压引起的。

高血压是血压超过正常最高值（139/89毫米汞柱），即凡是收缩压超过139毫米汞柱，或舒张压超过89毫米汞柱，就称为高血压。那么，什么是低血压呢？血压低于正常最低值（80/60毫米汞柱），就称为低血压。

低血压对中老年人十分不利。人到中年以后体内的脂质代谢会发生紊乱，各器官的功能减退，动脉血管的弹性减弱。血压低，血流就缓慢，血液中的脂质胆固醇使血液的黏稠度增大，易沉积在血管壁上，使动脉硬化管腔变窄，心脏收缩无力，压出来的血少。尤其是比心脏高的脑部，压力低，得到的血液更少。血管中的血液流不动而形成血栓，轻者造成脑供血不足，脑组织缺血缺氧，则出现头晕、眼花、精神委靡、手脚发凉等症状；重者脑血栓将脑动脉完全阻塞，脑组织得不到血氧供应就会坏死，出现脑缺血性中风。如果血压更低，还会出现冷汗虚脱。中医称为“亡阳”，西医叫做“休克”。抢救不及时就会命丧黄泉。所以，中老年人的低血压也应积极治疗。如果说，药物治高血压是西医的强项的话，那么药膳治低血压则是中医的优势。下面介绍几则食疗方，供君选用。

鹿茸蛋

【材料】

鹿　茸　　3克

鸡　蛋　　1个

【用法】

(1) 选购梅花鹿或马鹿雄性头上尚未骨化而带毛的幼角，置沸水中烫过，晾干，去毛，以玻璃片刮净，切片，研成细末。瓷瓶密封保存备用。

(2) 将鸡蛋顶端敲一小孔，用鹿茸细末 3 克装入蛋内，封孔，摇匀后置锅上蒸熟，每日晨起吃 1 个鹿茸蛋。

【功效】

低血压患者多有头晕、疲乏、四肢肢端发冷等阳虚的表现。鹿茸有补肾壮阳的功效，配以鸡蛋更能增强其滋补壮阳作用。现代医学研究表明，鹿茸能增强心脏的收缩，可使脉搏充盈，血压上升。鹿茸种类很多，一般以东北梅花鹿的鹿茸为优，称为“关东茸”。

升压茶

【材料】

肉　桂　　9 克

桂　支　　9 克

炙甘草　　9 克

【用法】

(1) 去中药店选购皮厚、气香、味辣的肉桂，同时购桂支、炙甘草。将以上 3 味研成粗末，混匀后备用。

(2) 早、中、晚各用 1/3 药末，泡开水当茶饮。

【功效】

本方有振奋阳气、强心升压、改善微循环的功效，对各类低血压患者都有一定的疗效，对青年女子节食减肥引起的低血压效果更为理想。

参芪鸡

【材料】

红　参　　10 克

黄　芪　　50 克

乌骨鸡　　1只

【用法】

（1）选购吉林长白山产红参或生晒参，内蒙古、山西产的黄芪同入沙锅与乌骨鸡煨炖或用气锅蒸至鸡肉烂熟即成。

（2）吃肉喝汤，每日1～2次，分2～3日吃完1只鸡。

【功效】

本方适宜低血压属气血两虚者，症见面色苍白或萎黄、心累气短、极易疲乏、头晕眼花。方中红参即人参的一种，能大补元气，强心升压，与黄芪和鸡肉相配，既补气又补血，可使血压稳定地上升至正常水平。

冠心病

冠心病，全名是冠状动脉粥样硬化性心脏病。什么叫粥样硬化呢？正常的冠状动脉就像一根新的水管，内壁表面是光滑的，血液在管内畅通无阻。但若血液里有很多杂质如胆固醇等脂质，逐渐沉积在血管壁上，血管内膜就逐渐增厚、隆起，形成许多黄色斑块。血中的杂质越多，斑块越大，会发生坏死、软化、崩溃，与脂质混在一起，外形就像米粥，再加上钙质沉着，血管就会变硬，所以称为动脉粥样硬化。冠状动脉粥样硬化使得管腔变窄或堵塞，心肌的血流量减少，甚至得不到血氧供应，心脏不能正常工作，于是就得了心脏病。

冠心病主要表现为心绞痛、心律不齐和心肌梗死。

下列食疗药膳对冠心病心绞痛和心律不齐以及心肌梗死的调养有较好的作用。

玉竹心子

【材料】

玉　竹　　50 克

猪　心　　1 个

姜　葱　　适量

【用法】

(1) 将玉竹（中药店有售）洗净，切成节段，放入沙锅，加水 1500 毫升，小火熬煮。

(2) 将猪心去油脂筋膜，剖开，除去血水，洗净，待玉竹煮沸时下沙锅，加姜、葱、食盐适量，再小火煮至猪心熟透。

(3) 取出猪心晾干，切片，冲入玉竹汤即成。分 2～3 次吃肉喝汤，隔两日吃 1 剂，连吃 3 个月以上。

【功效】

本方主治心阴虚心血不足的冠心病心绞痛。玉竹甘微寒为养阴生津之品，用以煮猪心有滋补心之阴血的功效。研究证实，玉竹有强心作用，能改善心肌缺血。有人单用玉竹煎水治疗冠心病、高心病的心衰，都取得较好的疗效，而无西药强心剂的副作用。

什么是“心阴虚心血不足”呢？心阴虚心血不足，简称心阴血不足。心阴是指心血中的水分津液；心血是指血液。心阴血虚，血中津液水分不足，血黏稠度就高，血易凝集成血栓，阻塞冠状动脉发生心绞痛，重则发生心肌梗死。

怎样判定是心阴血不足引起的心绞痛呢？只要见有下列症状，如心胸像烧灼般疼痛，时发时止，心悸怔忡，心烦不寐，咽干，面色潮红，或盗汗，手足心热，舌质鲜红少津液，或舌苔花剥像地图舌，就可判定为“心阴血不足”。

芪参烧活鲤

【材料】

活鲤鱼　1尾（约1000克左右）

黄　芪　60克

潞党参　30克

玉米油　200毫升

酱　油　10毫升

葱　花　10克

生　姜　10克

大　蒜　30克

【用法】

（1）去中药店选购内蒙古武川县产的黄芪，山西产的潞党参，洗净，切成片。

（2）将鲤鱼（重约1000克左右）剖去内脏，去鳞、鳃、鳍，洗净；放入玉米油锅炸成金黄色，捞出；将炸鱼放入锅中，加黄芪、党参片，加水200毫升同煮，沸后改小火煨至汤浓，去参、芪，加入酱油10毫升和姜、蒜、葱花，再煮沸即成。佐餐食用，分多次吃完。

【功效】

本方主治气虚夹痰淤阻滞冠脉的心绞痛。党参、黄芪补益心气，与鱼肉同煮，药借食力，食助药威，滋补力更强。葱、姜、蒜化痰，通心脉。诸药配合共同发挥补气化痰、化淤通脉的功效。现代医学研究表明，党参有扩张血管的作用；黄芪既强心，又能扩张血管，与鱼肉同煮吃能改善心肌的营养，不仅无增加胆固醇的副作用，反而因鱼肉含不饱和脂肪酸，还能降胆固醇，减轻动脉粥样硬化；姜、葱、蒜可降胆固醇，溶解血栓。所以本药膳是治心气虚夹痰淤的冠心病之良方。

如何知道是气虚夹痰淤阻滞冠脉的心绞痛呢？一是病人有“心气虚”的表现：心胸隐隐作痛，气短心累，疲倦无力，懒言自汗，动则喘息，面色苍白，舌苔白润等症，就可认定是“心气虚”。二是有“痰淤”的症状：表现为心绞痛疼痛持续时间较长，舌质（舌苔未覆盖的部分）呈淡紫色，或有蓝色或青色斑点、斑块，就像碰伤皮肤，皮下出血，出现青紫斑块一样。病人这两组症状都具备，就称为“心气虚夹痰淤阻滞冠脉”。

生地红花肉丝

【材料】

生　地　50克
红　花　10克
白　酒　250毫升
猪瘦肉　200克
青　椒　4个
胡萝卜　1根
玉米油　适量
红花酒　50毫升
葱、姜　适量
调　料　适量

【用法】

（1）将生地、红花泡入白酒中备用。

（2）将猪瘦肉、青椒、胡萝卜切成丝；葱、姜剁成米粒大。

(3) 将锅烧热，放适量玉米油，加葱、姜炒出香味时，下肉丝迅速翻炒，肉变色时加生地红花酒、青椒丝、胡萝卜丝、盐、酱油，炒匀即起锅。佐餐食用，隔日1次。

【功效】

本方主治心阴虚心血不足夹淤血的冠心病心绞痛及高黏血症。生地滋阴活血，配瘦肉、胡萝卜可增强养阴的功效；配红花、姜、葱、白酒可增强活血通脉的作用。加上青椒、玉米油降血脂胆固醇的辅助，共同发挥滋养心阴、通心脉的作用。所以适宜心阴虚心血不足夹淤血引起的心绞痛。

本方与玉竹心子的作用及适应症相同，但本方长于活血化淤。因此心阴血不足夹淤血、频发心绞痛者以本方为优；心绞痛伴心衰者以玉竹心子为优。

黑木耳鱼片

【材料】

草　鱼　　200克

黑木耳　　15克

水豆粉　　10克

生　姜　　5克

葱　段　　5克

酱　油　　5毫升

【用法】

(1) 将黑木耳用温水发涨；草鱼取净肉切成鱼片，用水豆粉上浆。

(2) 锅中加花生油20毫升烧至六成熟时，放入浆鱼片，炒散后加黑木耳、姜、葱、酱油，炒熟即成。佐餐食用。

【功效】

本方主治心阴血虚的冠心病心绞痛和高黏血症、高脂血症。黑木耳配鱼肉滋补心阴心血；配姜、葱活血通脉。心冠状动脉通畅，就可以防止心绞痛发生。方中黑木耳、鱼、姜、葱、花生油都有降血脂、降血黏度的作用，所以对高黏血症和高脂血症也有疗效。

高脂血症（血清胆固醇、甘油三酯、低密度脂蛋白高出正常水平）、高黏血症（血液黏稠度增高）都是引起冠心病的主要因素。

姜附炖狗肉

【材料】

熟附片　30 克

狗　肉　250 克

生　姜　60 克

大　蒜　15 克

料　酒　10 毫升

食　盐　3 克

【用法】

（1）先煮熟附片，1 次加足清水 2000 毫升，沸后小火煮足两小时。

（2）再加入狗肉、姜、蒜、料酒、食盐，沸后打去浮沫，小火炖至肉烂熟即成。分多次吃肉、喝汤。

【功效】

本方主治心肾阳虚的冠心病。心肾阳虚，又称命门火衰，即维持生命之火衰弱。火力衰弱的人，心力也衰，推动气血无力，四肢气血供应不足，表现为手脚冰凉，虽盛夏酷暑其人也不怕热，但在严寒的冬天则有度日如年之感。此时急需壮阳补火，散寒通脉，非附片莫属。附片又称附子，是川乌头块根上所附生的块状子根，与山芋相似。附片是经过加工炮制后的饮片，四川江油产的为道地药材。性味辛甘大热，有温心阳、补命火的功效。附片有显著的强心作用，所含乌头碱有毒，久煮可破坏其毒性。与生姜或干姜合用可增强其强心、补火、散寒的作用，减轻其毒副作用。附片与薏苡仁煮成汤液，对心肾阳虚的冠心病心绞痛有很好的疗效。

附片与狗内做成药膳，其中狗肉性热又富营养，配以姜、蒜，因此既可补火散寒，通脉止痛，又是降血脂的一道美味佳肴。但附片一定要久煮至两个小时以上，严防附片中毒。

洋参莲子汤

【材料】

西洋参　6 克

莲　子　　15 克
冰　糖　　10 克

【用法】

(1) 将西洋参切成薄片，莲子洗净不去心。

(2) 将洋参片、莲子、冰糖一起入锅，加水 300 毫升，小火煮至莲子软烂即成。当饮料频频饮用。

【功效】

本方主治气阴两虚的冠心病、心律不齐。西洋参气阴双补，莲子养心安神，与冰糖相配，增强养心补气阴之力。西洋参有营养心肌和抗疲劳的作用。莲子中的莲心含莲心碱，有抗心肌缺血、抗心律失常的功效，所以对气阴两虚的冠心病、心律不齐有良效。

什么是心律不齐呢？正常的心律是心脏有规律地不快不慢地不停地跳动，与心跳相一致的脉搏也是有规律地不休地跳动。冠心病人因冠状动脉粥样硬化，心肌供血不足，就可能出现心脏无规律地跳动，有的跳几下停一下，有的快慢不均地乱跳等。总之心脏不正常地跳动，病人感到心空、心慌、心悸等种种不适，就叫“心律失常”。并不是什么样的心律失常都要靠西医诊断。中医根据病人的症状辨证，针对不同的症状选用不同的药膳，就可收到一定的疗效。但严重的心律不齐有生命危险，则需要请西医治疗。轻度的心律不齐，药膳有较好的疗效而无副作用；较重的心律不齐，药膳只起辅助作用，要听从医生的安排。洋参莲子汤对冠心病气阴两虚的心律失常有效。什么是“气阴两虚”呢？患者有精神疲倦、短气懒言的气虚症，同时又有口干舌燥等津液不足的阴虚症，就叫做“气阴两虚”。

丹参鸡

【材料】

仔母鸡　　1 只（约 1000 克）
生晒参　　10 克
丹　参　　100 克
瓜蒌壳　　50 克
生　姜　　10 克

葱　段　　10克

料　酒　　10毫升

【用法】

(1) 先将生晒参、丹参洗净蒸软切成薄片，瓜蒌壳切细。

(2) 将鸡宰杀后去毛及内脏，将上述药塞入鸡腹中，并加入生姜、葱段、料酒、食盐；隔水蒸至鸡肉烂熟即成。1只鸡分多次吃完，每周吃两只鸡。

【功效】

本方主治心肌梗死后或冠心病平时出现的气虚血淤症。人参补气，增强心力，配丹参活血化淤，配瓜蒌宽胸行气，鸡肉、鸡汤助人参补气以推动血行，丹参、瓜蒌入冠脉行气活血以化阻塞之血块。诸药相配，共起益气化淤之功效。故宜于心肌梗死后气虚夹淤血症。

也可单用三七蒸鸡，同样可起到补气化淤的作用。三七，为五加科多年生草本植物三七的根，以云南昭通产的三七最好，有活血化淤补气的功效。三七含有人参皂苷，动物实验表明，其有明显增加冠脉血流量，减慢心率以及减少心肌耗氧量的作用。鸡肉含优质蛋白多、脂肪少，能益气增力，更能发挥三七中人参皂苷的补气强心作用；辅以姜、葱又能增强其黄酮苷活血化淤、扩张冠状动脉、建立侧支循环的作用。对冠心病或心肌梗死后出现的气虚夹淤血症十分适宜。

什么是气虚夹淤血症呢？气虚夹淤血症不仅见于心肌梗死后心律不齐、心绞痛，还见于未形成冠心病之前的高黏血症。凡见有精神困倦、疲乏无力、心累气短、声低懒言、动则出汗等症状，中医就称为“气虚”或“气虚症”。观舌质暗淡或淡紫色，或舌尖、舌边有蓝色或黑色淤点、淤斑，就是“淤血”的表现。

一个病人同时出现这两组症状的就叫做“气虚夹淤血”，就可常吃补气化淤的丹参鸡、三七鸡之类的药膳。

川芎红花牛肉丸

【材料】

川　芎　　10克

红　花　　10克

牛　肉　　400克

鸡　蛋　　1个

金针菜　　50克

酱　油　　5毫升

白　糖　　5克

葱、姜、蒜各适量

【用法】

(1) 将金针菜用清水发涨，去柄，切段；牛肉剁成肉糜，打入鸡蛋，充分搅拌至有黏性，加红花、酱油混匀，做成16颗丸子，在油（玉米油）锅中炸熟。

(2) 锅中留少许余油入葱、姜、蒜炒香后加金针菜、川芎及清水适量，煮至川芎变软，加炸好的肉丸和调料，煮5分钟，起锅前加水淀粉10克收汁即成。佐餐分多次吃肉丸喝汤。

【功效】

本方主治气血虚夹痰淤之心绞痛、心律不齐以及心肌梗死后的调养。牛肉配金针菜、鸡蛋可补气血；川芎、红花活血化淤；葱、姜、蒜化痰降血脂和胆固醇。所以适宜于气血虚（面色萎黄，唇色淡白，短气神疲）夹痰淤阻滞心脉的冠心病心绞痛、心律不齐和心肌梗死后的调养。因本方食物大多属于温性、热性，故不宜阴虚火旺的冠心病患者食用。

肥胖病

肥胖，被专家们称为世界性流行病。怎样才算肥胖呢？世界卫生组织根据亚太地区人的特点，确定了亚太地区人的BMI（体质指数），其计算方法是BMI＝体重（千克）÷身高（米）的平方，其中BMI＝25.0～29.9为Ⅰ度肥胖，BMI≥30为Ⅱ度肥胖。

如果你的体重是80千克，身高为1.6米。代入公式得BMI＝80÷1.62^2＝31.25，所得结果表明你属于Ⅱ度肥胖。

我国卫生部组织专家研究后认为，中国人的BMI＝18～23为正常体质指数，BMI＜18为清瘦，BMI≥24为超重，BMI≥28为肥胖。

世界卫生组织还指出，腹部肥胖者，男性腰围大于90厘米，女性腰围大于80厘米，为具有显著危险的标志。I度以上的肥胖特别是腹部肥胖，是冠心病、高血压和糖尿病的最危险因素。肥胖是引起这些疾病的直接原因。常吃以下食品，将对你减肥瘦身大有帮助。

清蒸茄子

【材料】

紫皮茄子　2个（约300克）

生 姜 粒　10克

酱　　油　10毫升

大 蒜 泥　10克

【用法】

（1）将新鲜茄子洗净，去蒂，从中间切成4瓣（不切断），清水泡半小时以上，捞出置饭锅上与饭一起蒸熟。

（2）将生姜粒、大蒜泥或芥末与酱油拌和成调料。蒸熟的茄子蘸上调料佐餐食用。

【功效】

茄子像一个紫色的灯泡，不但好看而且好吃。茄肉质细嫩，肥而不腻，素食者将它当肉吃。日本学者认为，茄子含脂肪、糖很少，水分甚多，属于低热量食品，有清热凉体的功效，是夏季清凉解暑的佳品。易上火者，属于中医说的阴虚火旺的人，吃茄子有清热退火的功效。茄子富含维生素P，居蔬菜之冠，能增强血管的坚韧性和弹性。巴西科学家用兔子做实验，喂有茄子汁的兔子不但长不肥，而且可使胆固醇下降19%，因而指出茄子可减少脂肪、胆固醇的吸收，因而有减肥、降血脂，防治动脉粥样硬化的作用。与姜、蒜或芥末配合，更能增强化脂减肥的效力。有肥胖者常吃茄子获益，写顺口溜赞道："茄子好看又好吃，清热退火度夏日。降脂减肥软血管，治冠脉硬效称奇。"

荷薏粥

【材料】

鲜荷叶　1张

薏苡仁　50克

粳　米　30克

【用法】

(1) 将鲜荷叶撕碎（干荷叶30克切细亦可），先煮取汁，去渣。

(2) 用荷叶汁与薏苡仁、粳米共煮成粥，代早餐食用。连吃1个月以上。

【功效】

荷叶其气清香，能化湿去脂。薏苡仁健脾除湿，能促进脂肪燃烧。两者合用化脂减肥的效力更大。

冬笋烧鲤鱼

【材料】

活鲤鱼　1尾

冬　笋　100克

香　菇　　50克

大　蒜　　10克

调　料　　适量

【用法】

(1) 选1千克左右活鲤鱼去鳞、鳃和内脏，在鱼身上斜切十字花刀。

(2) 将炒锅置大火上，放玉米油烧至六成熟时，下鲤鱼，炸成金黄色，捞出装盘。

(3) 将冬笋、香菇切片，放入勺内，加清汤、料酒、食盐、鸡精烧开，用水豆粉勾芡，浇在炸熟的鲤鱼上。

(4) 将大蒜捣成泥，姜切成细粒，葱切成段，撒在盘中即成。供佐餐食用。

【功效】

本药膳有减肥、降脂、补充优质蛋白的作用。方中冬笋，《本草纲目》说有利水气、消痰的功效。现在发现冬笋富含维生素，有促进肠蠕动、通大便的作用，可减少人体对脂肪、胆固醇的吸收，从而达到减肥之目的。鲤鱼富含优质蛋白，而脂肪甚微，且有利尿消肿之功。冬笋烧鲤鱼，是一道轻身减肥的美味佳肴，为文人雅士所钟爱。清代画家吴昌硕在《竹笋图》上就题写了“客中虽有八珍尝，哪及山家野笋香”的诗句。既想减肥，又想饱口福的人，不妨多吃这一道菜。

值得一提的是佐料所用的大蒜，也有很好的减肥、降脂、软化血管的功效。日本学者认为，大蒜是人体血管的“清道夫”，能降低胆固醇，防止动脉硬化和高血压。

刮油茶

【材料】

普洱茶　　6克

乌龙茶　　6克

蒙顶茶　　6克

【用法】

以上3种茶叶，任选1种，鲜开水冲泡，坚持天天饮用。

【功效】

茶叶，原产我国，人工栽培茶树始于四川，故有“蜀土茶称圣”之说。四川所产名茶甚多，历史上以雅安地区名山县的蒙顶茶最有名，是给皇家的贡品。有“扬子江中水，蒙山顶上茶”的诗句在民间传诵。四川人好饮茶，茶馆遍布大街小巷，一大清早茶馆就座无虚席。来客也首先以茶招待。男女老少，不会饮茶者甚少，所以四川人胖子不多。尤其是女孩多长得小巧玲珑，不乏“窈窕淑女”。这可能与川人爱饮茶有关。

法国人喜欢饮云南的普洱茶（沱茶），他们认为普洱茶既是日常饮料，又是良好药物。法国医生用普洱茶试验，40个人每天喝3杯普洱茶，坚持1个月，结果减轻了体重，降低了血脂。所以讲究形体美的法国女郎称普洱茶为“刮油茶”，女士间常常相互介绍：“你要外形美吗？喝普洱茶吧！”

日本人则将我国台湾、福建产的乌龙茶作为减肥茶。乌龙茶被日本女士们誉之为“美貌和健康的妙药”。乌龙茶中最著名的是福建安溪产的“铁观音”，有诗赞曰：“常饮铁观音，人美赛观音，防牙被虫蛀，口如含香精。”

仙灵海茶

【材料】

仙灵脾　10克

海　带　10克

海　藻　10克

【用法】

（1）将以上3味打成粗末，每30克1袋，备用。

（2）每次放1袋入保温瓶中，开水泡1小时后即可饮用。

（3）能饮者，可将开水灌满一个六磅水瓶；不喜饮水者可灌一半，代茶饮，一日饮完。连饮3个月以上。

【功效】

本方对环境激素所致内分泌失调或妇女更年期内分泌失调引起的肥胖，都有一定疗效。方中仙灵脾温肾壮阳以化水湿，海带、海藻化痰去脂，其中的碘可加速脂肪的消耗，对肥胖而又性功能减退者最为适宜。

脂肪肝

脂肪肝，是脂肪在肝脏沉积，超过肝脏重量5%，或者有一半以上的肝细胞被脂肪浸润所形成的。脂肪肝不是一种独立疾病，开始阶段病人并无明显的自觉症状，只是B超查出或医生摸到有肝肿大的征象。

脂肪肝患者中，中度、重度脂肪肝有25%可能出现肝纤维化，有1.5%～8%可能发展成肝硬化。酒精性脂肪肝患者还可能出现猝死，对此要引起高度重视。

高脂血症患者多合并脂肪肝。肥胖人、Ⅱ型糖尿病人脂肪肝的发病率达50%。目前对脂肪肝的治疗缺乏特效药物，食疗药膳应当首选。

姜蒜空心菜

【材料】

空心菜　　300克

生　姜　　15克

大　蒜　　15克

橄榄油　　15毫升

调　料　　适量

【用法】

(1) 将鲜空心菜择洗干净，切成段；生姜、大蒜洗净后切成细粒备用。

(2) 锅中放橄榄油烧热，下姜粒炒香再下空心菜炒熟。

(3) 撒下蒜粒，加入酱油、醋适量，炒匀即起锅。佐餐食用，每日吃两份。

【功效】

本方有补充纤维素、维生素，降血脂、降血糖，防治脂肪肝的功效。空心菜又名蕹菜，每百克含纤维素1.4克、维生素B_1 0.03毫克、维生素E1.09毫克、钾94.3毫克、镁29毫克。空心菜能促进肠胃蠕动，排除多余的脂肪、胆固醇；钾、镁还有化解脂肪的作用；维生素B_1、维生素E，参与肝脏脂肪代谢，防止脂肪沉积，保护肝细胞。

空心菜还含有类似胰岛素的物质，可降血糖，防止血糖转化为脂肪在肝内沉积。姜、蒜、醋都有化脂解油腻的功效，所以常吃本方对脂肪肝有防治效果。除此之外，富含纤维素和维生素的黄瓜、萝卜、冬瓜、芹菜、芦笋、洋葱、苦瓜、胡萝卜、莴苣、白菜、茄子、莲藕、菱角、茭白、蘑菇等新鲜蔬菜都可常吃，都能起降血脂、降血糖和防治脂肪肝的作用。最好每天保证食用500克新鲜蔬菜，既充饥又减肥，保证了脂肪肝患者的高纤维、低脂、低糖饮食之需要。

脊骨海带汤

【材料】

猪脊骨　　300克

海　带　　50克

调　料　　适量

【用法】

（1）将鲜猪脊骨（也可用牛、羊脊骨）剔去油脂，留贴骨瘦肉少许，洗净后斩成段。

（2）将海带用温水泡涨，洗净后切成丝。

（3）将脊骨段与海带丝同入沙锅，炖至骨肉分离，加食盐1.5克、味精1克、胡椒粉1克、醋5毫升、葱花5克，调味即成。佐餐食用。

【功效】

本方可补充钙和碘，使沉积在肝细胞中的脂肪活化而燃烧掉，从而使肝脏中的脂肪维持在5%以内。动物脊骨富含钙，海带富含碘，调料中的葱、胡椒粉、醋都有化解脂肪的作用。醋还有利于骨头中的钙溶解在汤中，便于人体吸收。研究证明，每周吃1次海带、3次紫菜（含碘），每天饮绿茶，对防治脂肪肝有良好作用。

木耳橄榄鱼片

【材料】

鱼　肉　　150克

黑木耳　　10 克
橄榄油　　30 毫升
调　料　　适量

【用法】

(1) 将黑木耳用温水发涨，去杂质，备用。

(2) 将鲜鱼（草鱼、鲤鱼等）去刺，切成鱼肉片。

(3) 锅中放橄榄油烧热后下姜粒、葱花各 5 克炒香，下鱼片炒散后，下黑木耳，加食盐 1.5 克、醋 5 毫升，炒匀即成。佐餐食用

【功效】

本方有降甘油三酯，防止脂肪肝功效。黑木耳活血化淤，长于降甘油三酯。鱼肉含高蛋白，可增加肝脏蛋白的合成，形成脂蛋白有利于将脂肪顺利运出肝脏，并有利于肝细胞的再生。鱼肉蛋白含丰富的氨基酸，动物实验发现，输入氨基酸后，随着蛋白质的合成，肝内脂肪迅速消除。因而鱼肉是防治脂肪肝的美味佳肴。

泥鳅豆腐

【材料】

活泥鳅　　150 克
豆腐　　250 克
橄榄油　　50 毫升
调　料　　适量

【用法】

(1) 活泥鳅用清水喂养两天，在水中滴几滴清油，促其将泥吐净，斩去头，剖去肚肠备用。

(2) 豆腐撒少许盐，切成块。

(3) 锅中放橄榄油烧热后下泥鳅，炒半熟，下豆腐块、泡辣椒（切细）30 克、蒜泥 10 克、生姜粒 5 克、花椒粉 1 克，煮熟即可。佐餐食用。主治各种脂肪肝，特别是药物中毒造成的脂肪肝。吃本方忌酒以及忌服用对肝有损害的化学药物。

【功效】

本方有抗脂肪肝的作用。方中泥鳅肉和豆腐富含蛋白质，且动植物蛋白互补，可提高机体对蛋白质的利用率，增强蛋白质的营养价值。泥鳅每百克含蛋氨酸 353 毫克，豆腐每百克含蛋氨酸 147 毫克。蛋氨酸等物质可合成少量的左旋肉碱，左旋肉碱是抗脂肪肝的必要营养素。患脂肪肝、高脂血症时，机体对左旋肉碱需要量增加，它能促进脂肪酸氧化燃烧，加速脂肪的输出，从而起到抗脂肪肝的作用。丰富的左旋肉碱，除抗脂肪肝外，还能防止内毒素、氨、硫化乙胺等毒物对肝脏的损伤，促进肝细胞的再生，因而对药物中毒引起的脂肪肝，泥鳅豆腐也有防治作用。

当归郁金楂橘饮

【材料】

当　归　　12 克
郁　金　　12 克
生山楂　　25 克
橘　皮　　25 克
蜂　蜜　　20 克

【用法】

(1) 中药店购当归、郁金、山楂、橘皮，泡入 1000 毫升清水中两小时。

(2) 上述中药连同所泡的水一起入沙锅，先大火煮沸，后小火煎煮 15 分钟。滗出药汁后加清水 500 毫升，煎煮如前法，再滗出药汁。

(3) 两次药汁混合，调入蜂蜜即成。当饮料饮用。

【功效】

本方有疏肝解郁、活血化淤、降血脂、抗脂肪肝、保护肝细胞的功效。研究证明，当归能改善肝脏的微循环，防止毒物对肝细胞的损伤，防止脂质沉积，保护肝细胞；郁金、山楂、橘皮所含挥发油、山楂酸、维生素 C 等，能化脂肪，并能行气止痛；蜂蜜对肝细胞有营养保护作用。本方对中度脂肪肝出现肝区胀痛者有较好的疗效。

代谢综合征

代谢综合征，是国外学者 Reaven 于 1988 年首先提出来的，是指多种代谢异常同时存在的现象，如肥胖和高血脂、高血糖、高胰岛素血症、高血尿酸的“四高症”，起初称其为“X 综合征”。目前国内有专家称其为“六高一脂”，即高血脂、高血压、高血糖、高血尿酸症、高胰岛素血症、高体重、脂肪肝。现代医学认为，代谢综合征主要是胰岛素抵抗造成的。胰岛素抵抗，是指人体的肝脏、肌肉、脂肪等组织器官对胰岛素的敏感性降低，常量的胰岛素对糖、脂肪、蛋白质的代谢已不能起调节作用，因而出现“六高一脂”的状态。“六高一脂”的每一项高，都可以发展成心脑血管病，而几个“凶手”联合，其危害性则相乘，所以有人说这是悬在中老年人头上的“七把利剑”，随时都有可能取人性命。有人将代谢综合征喻为“死亡七重奏”，所以人们对其应引起足够的重视。

代谢综合征在初级阶段可表现为身体肥胖、食后腹胀、身重头昏、手脚发麻、四肢无力、大便或溏或干结、舌苔白腻。中医称为脾虚痰浊症，或肝郁脾虚症。脾失健运为中心环节。脾主运化水湿、水谷，脾失健运，水谷、水湿停聚变成痰浊，痰浊阻滞中焦不能升清则头重头昏，不能降浊则大便溏或干结。痰浊阻滞经络，气血流通障碍则身重肢体发麻。脾主四肢，脾虚不化，水谷精微不能营养四肢，故四肢无力。中医治疗代谢综合征以健脾化痰浊为主，辅以疏肝调肾，使整体代谢恢复正常。西医则采用增强组织对胰岛素的敏感性，降低对胰岛素的抵抗。但现在还缺乏相应的药物，食疗药膳却有较好的疗效，特推荐以下数方。

洋姜燕麦粥

【材料】

鲜洋姜　　100 克

燕麦片　　30克

【用法】

(1) 将鲜洋姜洗净后切成薄片。

(2) 将洋姜片入锅加水1大碗，大火煮沸后加燕麦片，小火再煮5分钟即成。代早餐、晚餐主食食用。

【功效】

本方富含膳食纤维，特别是纤维素，可增强人体组织如肝脏、肌肉、脂肪等对胰岛素的敏感性，降低对胰岛素的抵抗，从而使代谢逐渐恢复正常，摆脱“六高一脂”的状态。

醋泡蒜

【材料】

食用醋　　500毫升

大　蒜　　500克

【用法】

(1) 将生大蒜去粗皮，剥成瓣。

(2) 将蒜瓣泡在醋中，泡至蒜瓣呈青色即成。

(3) 每顿饭吃3瓣蒜，或1～2匙醋（泡过蒜的醋）。

【功效】

常吃醋泡蒜并喝蒜醋有减肥、降血脂、降血糖、降血清胰岛素、降血尿酸、消除肝细胞多余脂肪的功效。醋中所含氨基酸能促进脂肪、糖代谢而有减肥的作用。日本曾制出一种糙米醋精，用以治疗250名肥胖妇女，经食用1个月，平均减轻体重10.4千克。欧美国家的专家学者也将醋列为时兴的减肥食品。有专家认为“六高一脂”的代谢综合征的主要病因是对胰岛素抵抗，而胰岛素抵抗又源于肥胖，肥胖是代谢综合征主要的罪魁祸首。所以防治代谢综合征，减肥是关键。醋有减肥的作用，因而是防治代谢综合征的主要食品。醋味道虽是酸的，可属于碱性食品。患代谢综合征的人多是吃肉类、糖类等酸性食物引起而使体液呈酸性，碱性的醋则可起中和作用，维护体内的酸碱平衡。大蒜降血脂、化血栓的作用突出，同时强化食用醋调节代谢的威力。

大黄蜂蜜茶

【材料】

生大黄　3 克

蜂　蜜　15 克

【用法】

（1）将生大黄切片，洗净，沥干备用。

（2）将生大黄片放入杯中，冲入开水，盖严，闷泡 15 分钟。

（3）调入蜂蜜，即可饮用。代茶饮，每日晨起饮此 1 杯。

【功效】

“肥人多痰。” 中医所说的痰含义广泛，除了指突出的可见痰外，还有蕴藏在体内看不见的痰浊、痰垢。现在通过化验检查，高脂血症、高血糖症、高黏血症等，都属于中医的痰的范畴。而今生活好了，吃得好，动得少，营养过剩所造成的胖子与日俱增。肥胖又是造成胰岛素抵抗形成代谢综合征的罪魁祸首，因而减肥是治疗代谢综合征的核心。肥胖而又便秘者需要排毒减肥，通便排毒减肥的药物首推大黄。大黄通过泻痰浊、涤痰垢、排毒物而起调节代谢的减肥作用。

过去有人说“人参杀人无罪，大黄治病无功”，因为人参是名贵的滋补药，吃人参吃死了是不会受到指责的；而大黄是价格极贱的泻药，大黄治好了病无功可言。其实，大黄虽贱却是一味好药。古称大黄为“将军”、“良将”，对身体有保护作用。

动物实验表明，大黄有降高浓度胆固醇和低密度脂蛋白的作用；还能排除肌肉中的乳酸，有抗疲劳的功效；大黄富含微量元素锶，能调节人体免疫功能；大黄能显著延长高脂血症豚鼠的寿命。

荷楂茶

【材料】

生山楂　20 克

鲜荷叶　　1张

绿　茶　　6克

【用法】

(1) 将鲜荷叶（干品亦可）切细，山楂打碎切片，茶叶用绿茶最好，花茶亦可。

(2) 将荷叶、山楂、茶叶装入暖水瓶中，注入开水，塞紧木塞，约半小时即可。

(3) 若喜甜味者，可加入适量甜叶菊粉，但切忌加糖。代茶饮，1天饮完。

【功效】

本方是以减肥为主的方法，达到增强体内组织对胰岛素的敏感性的目的，降低对胰岛素的抵抗，从而对整个代谢起调整作用。

有医院单用荷叶煎剂（干荷叶30克煎水饮）治疗47例高脂血症（其中肥胖代谢综合征者居多），连续饮用20天降血脂的有效率达到91.3%。

仙人掌玉米饼

【材料】

仙人掌　　100克

玉米粉　　100克

豇豆米　　15克

辣椒粉　　2克

【用法】

(1) 采集仙人掌嫩茎，先放盐水中煮15分钟去掉黏质，捞起与鲜豇豆米一起捣烂，在油锅中炒熟，加入辣椒粉、食盐少许（不吃辣椒者，改用蒜泥），拌匀备用。

(2) 将玉米粉做成薄饼，将炒熟后的仙人掌豇豆夹在玉米饼中当饭菜吃。

(3) 每日吃仙人掌玉米饼1～2餐，坚持1个月以上。

【功效】

本方由含纤维素丰富的食物组成，纤维素可提高体内肝脏、脂肪等组织对胰岛素的敏感性，降低胰岛素抵抗，脂肪、糖、蛋白质的代谢就恢复正常，

"六高一脂"自然痊愈。方中仙人掌含纤维素最多，手掌大一块就含7～8克。仙人掌须选用墨西哥米邦达菜用仙人掌（我国已引种成功，市场有售）。

消腹肥茶

【材料】

黄　芪　　25克

大　米　　30克

【用法】

(1) 先将大米在热锅中炒至金黄色，黄芪切成薄片。

(2) 将炒大米、黄芪同入锅，加水6碗，煮成1碗汤即成（去黄芪、炒米）。

(3) 晚饭后饮此1碗汤茶，每周饮两次，连饮4个月。

【功效】

本方利湿减肥，消腹部脂肪，缩小腰围。肥胖人的脂肪大都积存在腹部，所以大腹便便，水桶腰者居多。消除腹部脂肪，腰围自然缩小。据称，每周饮两次此方，连饮两个月可使肥胖者双下巴消失；连饮4个月，腹部肥肉就被踢走；持续饮用此茶皮肤也会变得红润靓丽。

有专家指出，腹部肥胖是胰岛素抵抗的重要因素。本方能减少腹部脂肪，消除腹部肥胖，必然可降低对胰岛素的抵抗，提高组织对胰岛素的敏感性，从而逐步改善"六高一脂"状态。

黄首泽楂茶

【材料】

泽　泻　　10克

生山楂　　10克

生大黄　　3克

何首乌　　6克

【用法】

(1) 中药店购生大黄、何首乌、泽泻、生山楂，共研成粗末（可用10倍量）备用。

(2) 每次用混合均匀的粗末29克入杯中，白开水冲泡，加盖闷15分钟后即可饮用。

(3) 代茶饮，水饮干后加开水续泡再饮，每日饮此1剂。

【功效】

方中各药综合发挥降血脂、降血糖、除血尿酸、降胰岛素抵抗、降血压、减体重、消除脂肪肝的作用。大黄、何首乌能促进肠蠕动，减少脂肪、胆固醇的吸收，排出血尿酸等毒素，从而起到降血脂、降血糖、消除血尿酸、减肥的作用。泽泻能促进脂肪分解，加速血尿酸从小便排出，起到消除脂肪肝和血尿酸的功效。生山楂能降血脂、降血糖、扩张血管、降血压。诸药既相互配合又各自发挥自己的特长，对“六高一脂”形成围歼之势，长期饮用必然获得良效。

糖尿病

糖尿病是由于体内胰岛素缺乏，或胰岛素抵抗因素，从而引起糖、蛋白质、脂肪代谢紊乱的一种综合征。

糖尿病的基本特征是长期的高血糖（正常空腹血糖为 3.4～6.2 毫米汞柱，饭后两小时血糖不超过 7.8 毫米汞柱）。Ⅰ型糖尿病有典型的“三多”症状：吃多、饮多、尿多。青年人易患此型，过去称为胰岛素依赖型，与遗传因素关系密切。40 岁以后患糖尿病的中老年人，90％以上属于Ⅱ型糖尿病，即非胰岛素依赖型，大都无“三多”症状。以肥胖者居多。此型糖尿病人又与患高脂血症、高血压、冠心病、痛风、慢性胰腺炎、胆囊炎胆石症有亲缘关系。

中老年人易患的Ⅱ型糖尿病，主要靠适当运动和饮食调养。下列食疗方对Ⅱ型糖尿病有显著的疗效，可供君选用。

美乐饼

【材料】

土　豆　100 克

大豆油　30 毫升

麦　麸　30 克

白萝卜　50 克

鱼　肉　50 克

酱　油　少许

【用法】

（1）先将土豆蒸熟后去皮，压成泥。

（2）将麦麸拌入土豆泥中，拌和均匀。

（3）将白萝卜洗净，切成粒，与净鱼肉剁成馅，拌上酱油，做成麦麸土豆泥馅饼。

(4) 将锅中大豆油烧热，下馅饼，小火烙熟即成。做早点或加餐食用，每日上午、下午各1次。连吃半年以上。

【功效】

本方主治轻型、中老年Ⅱ型糖尿病。中老年Ⅱ型糖尿病患者，与体内缺乏微量元素铬和矿物质镁有关。铬，随着年龄的增长而减少。铬是胰岛素参与糖代谢的重要元素，又是体内葡萄糖耐量因子的重要组成部分。缺铬可引起糖代谢紊乱，诱发糖尿病。镁，也参与糖代谢，并能抑制胆固醇的形成，能预防糖尿病合并动脉粥样硬化和冠心病。本方麦麸含镁、铬最丰富，其次是大豆油，土豆、白萝卜、鱼肉都富含铬、镁元素。所以本方既是镁、铬元素的补充剂，又是治疗糖尿病尤其是中老年人常见的Ⅱ型糖尿病的良方。常吃必然有利于糖尿病的康复。本方名为美乐饼，意思是补充镁、铬，可使糖尿病人生活甜美康乐之意。

双桂鱼

【材料】

桂　花　　15克

鳜　鱼　　1尾

桂　皮　　5克

【用法】

(1) 将鲜活鳜鱼（重500克以上）剖去肚肠，去鳃、鳞，取净肉剁细，置盘中。

(2) 将桂皮研成细粉末，拌入鱼肉中，上笼蒸熟。

(3) 出笼后，撒桂花在鱼肉之上即成。佐餐食用，1日分多次吃完，每日或间日1剂，连吃3个月以上。

【功效】

本方主治各型糖尿病，以中老年Ⅱ型糖尿病为主。方中桂花之花粉和鳜鱼肉富含生命的基本物质核酸。核酸中的脱氧核糖核酸（DNA），是构成遗传基因传递与表达的物质基础，是基因的本体和原材料，也是基因的本源营养。2000年6月26日首张人类基因图绘制成功。这一划时代的成果，为人类征服多种疑难病症铺平了道路。研究表明，糖尿病是由几种基因受损造成的。目前对引起糖尿病的基因已经确定，但用新基因替换病损基因的基因重组技术，尚在探索之中。补充营养核酸，使受损基因自主修复，是治疗糖尿病的基因疗法之一。常吃本方能补充糖尿病患者核酸的不足，从而起到营养基因和促使基因自主修复的作用。方中桂皮能启动脂肪对胰岛素的反应力，大大加快葡萄糖的代谢，从而起降血糖作用。

山南荞麦面

【材料】

山　药　　30 克

南瓜粉　　15 克

荞麦粉　　50 克

猪胰粉　　6 克

【用法】

（1）将山药打成粉；南瓜切片，烘干，打成粉；四川凉山产的荞麦，晒干后打成粉；将猪胰去脂膜，烘干，打成粉。

（2）将以上 4 粉按所示剂量混匀，加水适量拌和，压成（农家有木制压荞麦面条的械具）面条。

（3）按家常煮面条法，煮熟即成。代主食，每日吃 1～2 剂。

【功效】

本方主治糖尿病的血糖高，无论何型、何症都适宜。养麦能防治糖尿病，已通过哈尔滨医科大学进行大面积人群调查和动物实验所证实。以荞麦为主食的人群血糖水平平均为 3.9 毫米汞柱，而非主食荞麦人群血糖水平平均为 4.56 毫米汞柱。主食荞麦地区糖尿病的患病率为 1.88％，非主食荞麦地区为 3.84％，两者相差一倍多。动物实验，给高血糖小白鼠喂食半个月荞麦，血糖由 9.41 毫米汞柱，降至 7.57 毫米汞柱；而普通饲料喂养的小白鼠，高血糖无任何改善。荞麦中铬元素明显高于非荞麦食物，这是荞麦降血糖的主要成分。山药有降血糖的作用，早为实验和临床所证实。南瓜能促使胰岛素分泌，又富含膳食纤维，可减少糖的吸收，从而使血糖降低。猪胰粉，直接提供胰岛素。所以本方对各型和各种阶段的糖尿病患者，都有降血糖的作用。

羊栖菜沙拉

【材料】

羊栖菜　　50 克

桂皮粉　　10 克

芝麻油　　30 毫升

番　茄　　50 克

黄　瓜　　50 克

草　莓　　50 克

鸡　蛋　　1 个

【用法】

(1) 将羊栖菜用水发涨后，在开水中烫过，切成细丝；洗净番茄，烫后去皮、籽，切成丁；洗净黄瓜，去皮，烫后切成丁；草莓洗净，烫过。一起放入大碗内。

(2) 将鲜鸡蛋打入小碗，取蛋黄，用竹筷顺一个方向调打，每次加芝麻油 5 毫升，继续调打，至 30 毫升芝麻油加完。加桂皮粉继续调打，从头至尾向一个方向调打均匀，淋于以上盛有各种菜的碗中，拌匀即成。佐餐或加餐食用，每日或间日 1 次，常吃。

【功效】

本方主治各型糖尿病，以Ⅱ型为佳。方中羊栖菜，又名小叶海藻、鹿尾菜、胡须泡，生长在海边岩石上。羊栖菜等海藻类食物，富含维生素 F（r-亚仁油酸），有降血糖的作用。每百克（干品）羊栖菜含纤维素 43 克，吃 50 克干品就能满足糖尿病患者 1 天所需的纤维素需求。羊栖菜的纤维素不溶于水，能在胃部吸收水分成为胶状体，使食入的糖不易被吸收，防止餐后血糖突升，减少胰岛素的消耗，同时胶状体食物纤维能促进肠蠕动，使糖、胆固醇等通过大便排出。所配番茄、黄瓜都富含纤维素，且含糖量很低，草莓的含糖量也在 10%以下，适宜于糖尿病患者。而且这些食物还富含维生素 C 和胡萝卜素，对治疗糖尿病有利。桂皮既调味又降血糖。所以本方是糖尿病患者的佳肴。

麻油豆豉

【材料】

黑大豆　　5000 克

紫苏叶　　2000 克

桑　叶　　2000 克

芝麻油　　30 毫升

【用法】

(1) 取黑大豆淘洗净，沥干；用紫苏叶、桑叶煎水，去紫苏叶、桑叶，取药液。

(2) 将黑大豆与药液同煮，将豆煮透，药液煮干。倒入竹筐内，晒至八成干后，装入大坛，封口，夏季 3 天，冬季 5 天，待其充分发酵，取出晒至将干，再蒸透，晒干即成。吃时用芝麻油拌，佐餐或当零食食用。每次吃 30 克左右，1 日两次。常吃。

【功效】

本方主治Ⅱ型糖尿病。豆豉，是我国的传统食品和调料。糖尿病患者摄入食盐应限制在每天 5 克以下为好，故应采用作为药用的淡豆豉。淡豆豉是用紫苏叶、桑叶汁煮后发酵而成。

日本北海道大学农学部研究发现，豆豉可降低人体血糖值，其中氨基酸的衍生物可以阻止小肠内一部分酶的作用，抑制糖的吸收。日本一家公司用豆豉制成颗粒状食品，经临床试用，每天饭前吃两粒，一个月后糖尿病患者的血糖值降低了 8.6%。本方采用芝麻油拌豆豉佐餐或当零食食用，更符合饮食习惯，且芝麻油富含的维生素 E，可增强其降血糖的效果。

米糠牛肝羹

【材料】

米　糠　　50 克

牛　肝　　100 克

【用法】

(1) 将鲜牛肝洗净，切片。放入锅中加水200毫升煮沸后下米糠搅匀，再煮沸即成。

(2) 可放酱油5克、豆豉5克调味。代主食或加餐食用。

【功效】

本方主治糖尿病患者四肢麻木疼痛，或失眠、精神抑郁。糖尿病患者因限制粮食为主食的量，若粗粮吃得少，容易导致维生素B_6缺乏。维生素B_6缺少会引起神经不安定，出现四肢麻木疼痛，或失眠、精神抑郁等症。本方米糠富含维生素B_6，每百克米糠含维生素B_6 5毫克；每百克牛肝含维生素B_6 1.65毫克，可以满足人体每日所需的2.2毫克的量。但若食用本方仍不能使四肢麻痛消失者，必要时加服维生素B_6片，每日100毫克，连吃4周。这样，还可以防止糖尿病合并心脏病。

凉拌苦瓜

【材料】

鲜苦瓜　100克

食　盐　2克

米　醋　2毫升

酱　油　3毫升

【用法】

(1) 将鲜苦瓜洗净后对半剖开，去籽，切成薄片，加食盐2克拌和，在沸水中氽一下即捞出置盘中。

(2) 加入米醋、酱油拌和即成。佐餐食用。

【功效】

本方主治糖尿病皮肤长疖者，或作为糖尿病患者夏天的解暑消夏食品。苦瓜性味苦寒，有清热解毒的功效。苦瓜含多肽-p，有类似胰岛素的作用，所以可治疗糖尿病。苦瓜还富含维生素C，每百克含量高达120毫克，是柠檬汁的两倍，且加热后不易被破坏，拌点盐更能防止维生素C损失。维生素C能增强抗体的作用，能有效地防止糖尿病患者皮肤感染。

素炒蕹菜

【材料】

鲜蕹菜　250 克

玉米油　20 毫升

食　盐　1.5 克

【用法】

(1) 将蕹菜摘下菜叶，茎、叶分开洗净，将茎切成寸段。

(2) 锅中放玉米油烧热，将茎段下锅煸炒，将熟时下菜叶再炒，放盐，炒匀炒熟即起锅。供佐餐食用。

【功效】

蕹菜又名空心菜，富含类似胰岛素的物质和纤维素，对Ⅱ型糖尿病有治疗效果。

痛　风

痛风是男性中老年肥胖者易患的嘌呤代谢紊乱的疾病，多因大吃大喝高嘌呤类饮食，产生大量尿酸，形成高尿酸血症，进而引起的一种病症。痛风之处多表现为大足趾跖关节红肿热痛，中晚期可累及下肢多个关节，并形成痛风石。

痛风患者平时应尽量少吃高嘌呤的动物内脏、骨髓及鱼、虾、蟹、鸡、鸭等，不吃含嘌呤高的鸡汤、肉汤。还应限制饮酒，因酒精能诱导高尿酸血症。

应以吃低热量、高纤维的蔬菜和碱性蔬菜为主，如莲藕、芹菜、花椰菜、羊栖菜等。尤其是碱性野菜可减轻高尿酸血症，如荠菜、马兰、苜蓿、马齿苋、蕺菜等。

水果也只能吃香蕉、山楂、梨、橘子一类碱性水果。这些蔬菜和水果中的维生素C可防止痛风石沉积在尿路形成肾和尿路结石。

可吃含嘌呤少的食物，如牛奶、鸡蛋、米、面、玉米、土豆、洋葱、萝卜、番茄等。

以下食疗方可供选用。

祛痛风茶

【材料】

黄　檗　　15克

苍　术　　15克

川牛膝　　10克

苡　仁　　30克

赤　芍　　12克

丹　皮　　12克

秦　艽　　12克

松　节　　15克

萆　薢　　15 克

紫　草　　10 克

甘　草　　3 克

【用法】

(1) 将以上材料泡入冷水中 1 小时左右。

(2) 连同所泡的水和药一起入沙锅，先大火煮沸后，再小火煎 20 分钟，滤取药液，再将药渣加冷水煎煮，去药渣，取药液。

(3) 合并两次药液，一日分 3 次服完。每天服此 1 剂，连服 9 剂。

【功效】

本茶适宜于痛风急性发作，有清热除湿、活血消肿、排尿酸的功效。

牛膝木瓜汤

【材料】

川牛膝　　12 克

木　瓜　　15 克

木贼草　　15 克

【用法】

(1) 将以上药洗净，泡入冷水中 1 小时左右。

(2) 连同所泡之水和药一齐入沙锅，先大火煮沸，再小火煎 15 分钟，滗出药液，所余药渣再加冷水煎煮，去药渣，取药液。

(3) 合并两次药液，1 日分 3 次服完，服至血尿酸降到正常范围。

【功效】

本汤有利尿、排血尿酸的作用。痛风急性发作期控制后，平时若血尿酸偏高者，需常饮此汤排出血尿酸，防止痛风复发。

瞿麦金钱饮

【材料】

瞿　麦　　15 克

扁　蓄　　15 克

金钱草　　30 克

【用法】

(1) 将上述药入沙锅，加水 600 毫升，大火煮沸后，小火煎 15 分钟，滗出药液，再加冷水煎煮，去药渣，取药液。

(2) 将两次药液合并，当饮料 1 日分多次饮完。常饮。

【功效】

痛风日久会形成痛风石，引起肾结石或痛风性肾病。本饮料有排血尿酸，排痛风石和肾结石的作用，可防治痛风性肾病。

骨质疏松症

骨质疏松症是人到40岁以后随着年龄增大而出现的骨量减少、骨的微观结构退化、骨脆性增加且易于骨折的全身性疾病。全世界约有2亿骨质疏松症患者，由此而造成的骨折致残率、致死率也较高。

骨质疏松症，就发病情况不同而被分为两类，一类为原发性骨质疏松症，主要有Ⅰ型绝经后骨质疏松症和Ⅱ型老年性骨质疏松症；另一类为继发性骨质疏松症，这是由甲状腺机能亢进、糖尿病等引起的骨质疏松症。

驼背、身高缩短，就是腰椎压缩骨折的典型表现，多发于老年妇女，最常见的症状是乏力、腰背痛、骨痛、四肢麻木及腿抽筋等。还有人平时根本无症状，骨折后才发现患了骨质疏松症。

引起骨质疏松症的原因很多，但主要是饮食不调，特别是钙等营养素摄入不足造成的。可选下列食疗方进行防治。

泥鳅菜豆腐

【材料】

泥　鳅　250克

豆　腐　250克

小白菜　50克

食　盐　2克

【用法】

（1）泥鳅去内脏，洗净置锅中，加少量食盐和清水炖煮至半熟，加入豆腐，煮至泥鳅熟而不烂，再下洗净的小白菜即可。

（2）佐餐，日分两次吃完，与同类食疗方交替食用，连吃半年以上。

【功效】

本方适宜于原发性骨质疏松症Ⅰ型，多见于绝经后10年内的女性，是脊柱椎体和手腕桡骨远端的松质骨（骨内网状结构）快速丢失钙质造成的。表现为身高变矮，甚至驼背。常出现背脊和手腕疼痛。这主要是由妇女在更年期雌激素分泌减少而引起骨质快速丢失所致。据调查，我国约51%的经绝期后（约50～60岁）妇女患有Ⅰ型骨质疏松症。对于这种骨质疏松症，单纯补钙作用很小，必须要补充雌激素。雌激素可促进体内维生素D的生成，使肠对钙的吸收增加；还能与成骨细胞结合，抑制骨钙丢失。但直接用药物雌激素，副作用较大，长期使用还有发生乳腺癌、子宫内膜癌的危险。而豆腐中所含植物雌激素，却无副作用。泥鳅含优质动物蛋白质和钙以及提供人体合成维生素D的原料。这样钙就能在雌激素、蛋白质、维生素D的共同作用下顺利被肠道吸收并形成骨质。泥鳅每百克含钙299毫克，豆腐每百克含钙164毫克。本方共含钙达1157.5毫克。我国营养学会推荐的每日钙的摄入量是800毫克，患骨质疏松症者，每日应摄入1000～1500毫克。可见单此1份菜就达到了骨质疏松症的治疗量。单纯吃含钙的药片，而无雌激素、维生素D、蛋白质的帮助是难以有效地防治骨质疏松症的。

豆豉鱼

【材料】

鲮　鱼　　2尾（约250克）

豆　豉　　15克

芝麻油　　10毫升

大豆油　　100毫升

【用法】

(1) 选购无孔雀石绿的鲮鱼剖去肚肠后放入烧热的大豆油锅中炸熟。

(2) 放入豆豉炒匀后起锅，淋上芝麻油即成。佐餐食用。常吃。

【功效】

本方主治Ⅰ、Ⅱ型骨质疏松症。方中鲮鱼每百克含钙达598毫克，以广东产者含量最丰富。豆豉是大豆加盐的发酵制品，比大豆易于消化，不但合成骨所需蛋白质，而且钙、镁的含量也丰富（每百克含镁202毫克、钙29毫克）。镁也是构成骨质的重要成分。单纯补钙治疗骨质疏松症疗效不显著者，则需钙、镁同补。豆豉也含植物雌激素，日本学者研究豆豉有减缓老化的作用，与芝麻油中维生素E配合，抗老化作用更强，因而本方对Ⅰ型、Ⅱ型骨质疏松症都有治疗效果。

沙参骨头汤

【材料】

猪肘棒骨　500克

北 沙 参　100克

食　　醋　6毫升

【用法】

(1) 选购北沙参（辽宁、山东产），洗净；鲜猪肘棒骨洗净，捶破。

(2) 将沙参、猪骨放入沙锅，加水3000毫升，先大火煮沸后，改小火煨炖至骨上肉一拨即脱。吃时加醋。佐餐，喝汤吃沙参和肉。也可作为烹饪其他菜肴时所加的“汤”。

【功效】

本方主治骨质疏松症Ⅱ型及原发性老年骨质疏松症。原发性老年骨质疏松症多见于70岁以上的老人，男女都可能患本病，男女比例为1∶2。而Ⅰ型骨质疏松症多见于50～60岁的男女，女性发病率较高，男女之比约为1∶6，总的来说，患者女性大大高于男性。Ⅱ型易发生髋部（股骨颈和转子间）骨折。Ⅰ型则易发生椎体压缩性骨折和手腕部桡骨骨折。

本方中沙参是滋养胃阴的中药。什么是胃阴呢？胃阴是胃中的津液，有助消化、润肠胃的作用，胃阴虚的人主要表现为口舌干燥，不想吃东西，大便干结难解。老年人胃阴不足还易患萎缩性胃炎、胃癌。按照中医辨证，本方适宜于胃阴虚的老年性骨质疏松症。现代分析表明，北沙参每百克含钙584毫克，猪肘棒骨（带少量肉）每百克含钙55毫克。骨头汤中加点醋，一是味道鲜美，二是便于钙的溶解吸收。

虾皮豆腐白菜汤

【材料】

嫩豆腐　200克

白菜叶　200 克
虾　皮　20 克
精　盐　1.5 克
姜　块　5 克
鸡　精　1 克
香　油　5 毫升
葱　花　5 克

【用法】

(1) 虾皮洗净水发，豆腐切小块，白菜叶洗净撕碎。

(2) 锅内加清水或骨头汤适量，放入虾皮、姜块，烧开后下豆腐，再烧开后下白菜叶、精盐、鸡精，白菜叶烫蔫后下葱花、香油即可。佐餐食用，1日吃完。常吃。

【功效】

本方主治原发性骨质疏松症。虾皮含钙极高，每百克达 991 毫克，但虾皮性温偏燥，所以阴虚者吃了易上火。什么是“阴虚”呢？经常口干舌燥，大便结燥的人就属于阴虚，或吃一点辛辣的食物如胡椒、辣椒就上火而出现咽干喉痛，甚至口舌糜烂。配石膏豆腐就可防止虾皮上火。

方中豆腐含钙 328 毫克，虾皮含钙 198.2 毫克，白菜含钙 180 毫克。这一道菜就能补钙 700 多毫克，加上一天所吃的其他食物钙，完全能满足骨质疏松症患者一日所需的钙量，就不必再吃其他钙剂了。

水煮田螺

【材料】

田　螺　500 克
白　酒　50 毫升
调　料　适量

【用法】

(1) 中秋节前后采集鲜田螺或采购广东石螺，先放在清水中养一段时间(2～5 天)，让其排出壳体淤物，并在养水中滴菜油 10 余滴，使水缺氧，以使螺在水中伸出腹足。

（2）煮前先在锅中炒熟，然后加酒、水2000毫克，煮至水净，加入调料起锅入盘。用针挑出田螺肉吃，分多次吃完。

【功效】

本方主治骨质疏松症、小儿软骨病以及类风湿和糖尿病性骨质疏松症。俗话说："三月田螺满肚仔，入秋田螺最肥美。"民间有中秋前后吃田螺肉的习惯。田螺肉味道香鲜，肥而不腻，富含蛋白质、维生素D和钙。广东的石螺每百克含钙高达2468毫克。一般的田螺肉，每百克含钙也在300毫克左右。既含维生素D又富含钙的肉食甚少，所以田螺肉是治疗骨质疏松症的上品。

中医认为田螺有清热利尿的功效，还能治消渴（糖尿病），所以对糖尿病性骨质疏松症和对小儿缺钙引起的软骨病以及钙失调的类风湿性关节炎合并骨质疏松症都有一定疗效。

杞桃鸡丁

【材料】

嫩鸡肉　150克
料　酒　10毫升
核桃仁　50克
菜　油　60毫升
枸杞子　30克
鸡　精　1克
骨头汤　25毫升
酱　油　8毫升
精　盐　1克
淀　粉　适量

【用法】

（1）鸡肉切成丁，加湿淀粉、精盐、料酒5克拌匀。

（2）酱油、水淀粉、鸡精、料酒兑成滋汁。

（3）炒锅上火，下油烧至七成热时，放入鸡丁炒散，加入核桃仁炒匀，炒出香味，撒入枸杞子炒匀，烹入滋汁、骨头汤炒匀即起锅。佐餐食用。

【功效】

本方主治骨质疏松症，对老年型骨质疏松症尤宜。枸杞子、核桃仁都属于补肾之品，性味不燥烈，也不滋腻，无论是肾阴虚，还是肾阳虚都适宜。中医认为肾与寿命关系密切。肾气强，寿命长；肾气弱，寿命短。肾又主骨生髓。肾气强，衰老慢、骨老化也慢、丢失钙少、骨密度高，不易发生骨质疏松症。枸杞、核桃即是补肾佳品，因而有延寿壮骨的作用。现代实验研究证明，枸杞子、核桃仁都有抗衰老的作用。枸杞子富含微量元素锌和锰，核桃仁又富含钙、锌、锰，有帮助钙成骨的作用。鸡肉含优质动物蛋白（每百克含蛋白质19.3毫克），能帮助钙吸收和成骨。所以本方诸药配合既抗衰老，又防治骨质疏松症。只是需长期坚持食用才可取得理想的疗效。

蟹肉玉盒

【材料】

面　粉　500克

螃　蟹　350克

蘑　菇　50克

青　笋　100克

葱花、胡椒面、鸡精、盐、猪油、香油、白砂糖各适量

【用法】

(1) 先制作面团。即把面粉倒入盆内，加入1克盐和10克白砂糖；用旺火将锅中的水烧沸，然后舀入装有面粉的盆内并用面棍搅拌，成团后加入10克化猪油揉匀，再加盖闷5分钟后倒在案板上揉制成团待用。

(2) 然后是制馅。将螃蟹杀死，去肚肠和细腿，洗净后在锅内煮熟捞出，再拍破甲壳，取出蟹肉并切成细丝；蘑菇、青笋亦切成细丝；锅内放15克猪油烧热后倒入蘑菇、青笋丝，炒熟后放入蟹肉丝、胡椒面0.5克、鸡精1克、盐1克、香油10毫升、葱花10克，炒几下即出锅成馅心。

(3) 最后把面团揉制成条，切成小块，擀成面皮。取1张面皮于手中，挑入馅心后再取1张面皮盖上，周围捏拢并捏成绳状花纹即成形，放入笼内，用旺火蒸熟即成。做早点或平时加餐食用。

【功效】

本方主治原发性骨质疏松症。方中以蟹为主，故选蟹很重要。一般在农历九月选雌蟹，农历十月选雄蟹。此时的蟹膏满肉肥。选老蟹、大蟹、活蟹。死蟹不能食用，变质腐败的蟹有毒，切忌选用。

蟹肉质鲜嫩，营养丰富。每百克含蛋白质 14 克、钙 141 毫克、磷 191 毫克以及多种维生素和游离氨基酸。蟹所含的钙易被人体吸收利用，是治疗骨质疏松症的佳品。宋代孝宗皇帝，手脚常出现麻木，传说是因为淫逸过度，肝肾亏损引起的。实际上是皇帝锦衣玉食，缺钙所致。中医认为蟹能滋补肝肾，活血通经。所以御医叫御厨每天用蟹肉做菜，让皇帝常吃。皇帝吃了几个月后，麻木症状就消失了。从此这位皇帝嗜蟹如命，人称“吃蟹皇帝”。

过敏体质的人，吃蟹易引起过敏性疾病如哮喘、皮疹之类，故不宜食用。蟹黄胆固醇极高，因而胆固醇高的人也不宜吃蟹。若煮蟹、蒸蟹，宜净吃蟹肉，最好蘸着醋和姜粒吃，这样一可调味，二可解毒。

葛粉羹

【材料】

葛　粉　　30 克

枸　杞　　10 克

豆　豉　　5 克

【用法】

(1) 葛粉市场上有售，若无，可将葛根磨成粉。

(2) 锅中加水 300 毫升，煮沸后下葛粉，边下边搅匀，煮成稠汁后，加豆豉、枸杞即成。做早餐或加餐食用，常吃。

【功效】

本方主治妇女骨质疏松症。近来日本、韩国风行吃葛根，因为科学家在泰国北部发现当地居民中的妇女身材苗条，乳房发达，皮肤白皙，这是她们常吃葛根的结果。经研究，发现葛根含有丰富的雌激素（女性荷尔蒙）及葛童素醇。正因为葛根含有天然雌激素，豆豉又富含钙，所以用于妇女经绝后骨质疏松症会收到良好的疗效。

肾 病

肾病，即肾脏疾病。肾病种类很多，这里只介绍与饮食关系密切的急性肾炎、慢性肾炎、肾病综合征和尿毒症的几个有效的食疗方。

金蝉蜂蜜饮

【材料】

金银花　12 克
蝉　蜕　6 克
鲜茅根　60 克
夏枯草　15 克
益母草　30 克
蜂　蜜　50 克

【用法】

(1) 诸药先用冷水浸泡半小时，水量以浸没全药为度。

(2) 浸泡过的药物连同泡药的水一齐倒入沙锅内，先大火煮沸后，改小火煎 15～20 分钟。倒出药液，盛于玻璃杯或瓷缸中。

(3) 沙锅中剩下的药渣再加入清水 300 毫升，仍先大火煮沸后小火煎 20 分钟滤去渣，取药液倒入盛有第一次煎液的缸中，调入蜂蜜，混匀即成。饭前半小时饮 100～150 毫升，每日 3 次或睡前再加服 1 次。

【功效】

本方主治急性肾炎和慢性肾炎因感染引起的急性发作，症见水肿、尿血、高血压兼有咽喉痛或扁桃体红肿、舌质红、舌苔黄，或舌尖边见蓝色或黑色淤血点、尿黄少等。专家认为 95％的急性肾炎是由溶血性链球菌引起上呼吸道感染，导致人体出现变态反应（免疫反应的一种，与过敏反应有关），造成肾小球损害而发病。中医称这个阶段叫“风水”。风，一是指风热邪毒包括溶血性链球菌等病菌和病毒；二是指风热邪毒引起人体的过敏反应。水，是指急性肾炎水肿等症状。方中金银花、蝉蜕疏风邪，清热解毒，即抗过敏、抑制病菌、灭病毒，是针对引起本病病因的主药。茅根有清热凉血利尿的功效，既能治血尿，又能消水肿。夏枯草协助金银花抑菌灭毒，又能降压利尿，对肾性高血压有很好的疗效。益母草活血化淤，协助夏枯草利尿消肿，降血压。新近研究发现，益母草还能防治急性肾功能衰竭引起的危重症。配蜂蜜，一是调味，二是满足急性肾炎患者高糖高热能的需要。

苡仁赤豆粥

【材料】

苡　仁　　30克

赤小豆　　15克

红　糖　　10克

【用法】

（1）将苡仁、赤小豆淘洗干净后，用温水浸泡半小时以上。

（2）将温水浸泡的苡仁、赤小豆连同所泡的水一齐倒入锅中，先大火煮沸，加入红糖，再改小火煮成粥即成。早餐、晚餐各吃此1剂。

【功效】

本方主治急性肾炎水肿。苡仁是食、药两用的食物，有健脾利水的功效。赤小豆也是食、药两用之品，有清热利尿的功效。两者含蛋白不高而含糖量高，且含有多种维生素，合乎急性肾炎的营养原则而又有利尿消肿的药效作用。

苡仁还可与南瓜、红糖煮成粥，同样具有利尿消肿作用，并可提供急性肾炎患者所需要的热能。

玉米须茶

【材料】

玉米须　　100克

白　糖　　10克

【用法】

(1) 采鲜玉米须。干品则用30克。洗净后用清水浸泡半小时以上。

(2) 将浸泡的玉米须连同浸泡的水煮沸后，加入白糖（也可不放糖），再小火煮20分钟即成。代茶饮用，每天1剂，连饮1周以上。

【功效】

本方主治急、慢性肾炎。玉米须是玉米的花穗，性味甘平无毒，有利尿降压的功效，尤其能使尿蛋白消失，还有一定的止血作用，所以玉米须对急、慢性肾炎的水肿、血尿、蛋白尿、高血压都有治疗作用，是价廉物美的良药。

清蒸冰糖甲鱼

【材料】

活甲鱼　　1个（约500克）

冰　糖　　50克

【用法】

(1) 将甲鱼宰后，去内脏、脚爪，洗净备用。

(2) 将甲鱼放入盘中，加水300毫升，放入冰糖，上笼蒸熟即成。吃时去外壳，每次吃肉100克，喝汤。余下的放冰箱保存，次日再蒸熟，分多次食用。

【功效】

本方主治慢性肾炎引起的肾阴虚水肿、血尿、蛋白尿、高血压。

甲鱼是滋补肾阴的佳品，又富含优质蛋白质和微量元素锌，所以本方对低蛋白质血症引起的水肿又属肾阴虚者才有效。慢性肾炎长期蛋白尿而又水肿者，多属低蛋白血症。但如何知道是肾阴虚呢？阴虚，水不足。水不足火就旺，所以食用辛辣燥烈的辣椒、花椒、胡椒之类的食物就上火。慢性肾炎肾阴虚的患者，因为火旺，易伤及血络（小血管）而出现血尿；阴虚者阳必亢，阳火上亢，易出现高血压头昏脑涨、耳鸣目眩等症状。甲鱼加冰糖善于滋养肾阴，甲壳又善于潜降亢阳，所以能治肾阴虚阳亢的高血压。肾阴充足，虚火就会平息，所以又能治肾阴虚火旺引起的慢性肾炎血尿。

赤豆鲤鱼汤

【材料】

活鲤鱼　　1尾

赤小豆　　100克

生　姜　　15克

葱　白　　10克

【用法】

（1）将鲤鱼剖去内脏，刮去鳞，去鳃，洗净备用。

（2）将赤小豆淘洗净，生姜带皮拍破，葱白切成段。

（3）将以上食物一齐下锅，加水2000毫升，大火煮沸，打去浮沫，再煮至豆烂鱼熟即成。日分两次食用，每次吃鱼肉100克，喝汤150毫升。余下冰箱保存，次日煮沸后再吃。

【功效】

本方主治脾肾虚的慢性肾炎水肿。脾失健连可使水湿停留，发生水肿；肾虚特别是肾阴虚致小便不利，更易导致水肿。因为肾与膀胱相连通，中医认为膀胱排出小便，要靠肾阳的温化作用。如果肾阳虚，膀胱失去温化，则尿难以排出，水蓄体内就形成水肿。如何知道是肾虚呢？慢性肾炎反复顽固的水肿，多属肾虚。因为久病必然伤肾。若兼见耳鸣耳聋、头眩晕、腰痛膝软等肾虚症状，那就肯定是肾虚水肿无疑了。李时珍说，鲤鱼作烩则性温，入脾、肾两经。鲤鱼既能补脾气，与生姜、葱白配合又能温肾阳，温化膀胱，促使小便排出。本方配赤小豆，一是取赤小豆的利尿消肿作用；二是赤小豆的植物蛋白与鲤鱼肉的动物蛋白互补，可增强蛋白质的营养价值；三是赤小豆甘寒，防止姜、葱的辛辣伤肾。慢性肾炎患者大量蛋白质从尿中排走，血中蛋白质少而使水肿加重，就需要补充蛋白质以利水。鲤鱼肉含优质动物蛋白质，便于人体吸收利用，比苡仁、大枣所含的蛋白质为优，所以对低蛋白血症所引起的水肿，本方最为适宜。华西医科大学的医生用鲫鱼代替鲤鱼也取得同样疗效。

砂仁蛙

【材料】

砂　仁　10克

青　蛙　1只

【用法】

(1) 捕捉活青蛙1只（病情需要者方可，不得滥捕）。剖腹，去内脏。

(2) 将砂仁填入青蛙腹中，外用湿泥封固，放在火上烧红，烧透，去泥，然后将蛙研成细末。每次白开水冲服3～6克，一日3次。连吃7～8只蛙。

【功效】

本方主治肾病综合征、蛋白尿、高度水肿。

青蛙肉含蛋白质、氨基酸、三磷酸腺苷、B族维生素、维生素A等物质，有补充蛋白质、利尿消肿的作用，民间用以治疗肾病顽固性水肿。

益母草红糖汤

【材料】

益母草　100克

红　糖　30克

【用法】

(1) 将益母草（干品）洗净，切细，放入沙锅加水500毫升，先大火煮沸后，小火煎30分钟。

(2) 取煎液，去渣，加红糖溶化搅匀即成。每日分两次，空腹饮完。

【功效】

本方主治急性尿毒症。益母草又名坤草，原是治疗妇科子宫淤血的良药，具有活血化淤的功效，又有利尿降压作用，因而被广泛用来治疗急慢性肾炎。实验证明益母草有明显的利尿、扩张血管、降血压的作用，新近更发现益母草有促进肾功能恢复的功效。对急、慢性肾功能衰竭尿毒症有很好的防治作用，治疗及时可使早期尿毒症患者免于腹膜透析。

黄芪杞子鸡

【材料】

乌骨鸡　1只

枸杞子　30克

黄　芪　60克

【用法】

(1) 选购白毛乌骨鸡，以江西泰和县武山下的竹丝鸡最有名。宰后去毛和内脏，洗净。黄芪用内蒙古武川县或山西恒山出产者，枸杞子用宁夏中宁县产者，洗净备用。

(2) 将黄芪、枸杞、乌骨鸡一起放入沙锅，加水3000毫升，先大火煮沸后，打去浮沫，改小火煲煨，至鸡肉烂熟，去黄芪即成。吃鸡肉、枸杞子、喝汤，分两天多次吃完。每周吃1～2只鸡，连吃3个月。

【功效】

本方有补肾益气，增强免疫功能的作用，可防止慢性肾病复发。慢性肾病病程很长，常反复发作，因此要注意清洁卫生，防止从尿道逆行感染复发；另外，病久体虚，免疫功能下降，最易由感冒引起慢性肾病复发。所以，增强人体免疫功能，预防感冒和感染是防止慢性肾病复发的关键。

乙型肝炎

乙型肝炎发病率极高，且易发展成肝硬化、肝癌。现在我国乙肝表面抗原（HBsAg）阳性者达2亿之多。其中不少人查血出现“大三阳”（HBsAg、HBeAg、抗-HBC三项阳性），表示乙肝病毒在繁殖，有传染性；有的出现“小三阳”（HBsAg、抗-HBe、抗-HBC三项阳性），表示乙肝趋向恢复。但如转氨酶仍高，表明肝细胞仍受伤害，需要积极调治。下列食物疗方将为你提供帮助。

牛膝煲乌鱼

【材料】

乌　鱼　500克

淮牛膝　30克

料　酒　10毫升

食　盐　2克

【用法】

（1）将鲜活乌鱼剖去内脏和鳞，放入沙锅内。

（2）淮牛膝洗净后切片，放入盛有乌鱼的沙锅中，加水1000毫升，先大火煮沸后，打去浮沫，倒入料酒、食盐，小火煲两个小时以上，鱼肉烂熟即成。每日空腹喝汤1小碗约200毫升，早、晚各1次。鱼肉亦可吃下。

【功效】

本方主治慢性乙型肝炎患者食少、乏力、转氨酶升高，查血出现“大三阳”或“小三阳”。淮牛膝产于河南新乡地区，含淮牛膝多糖、齐墩果酸等药效成分，有补养肝肾、活血化淤的功效。现代医学研究证明，淮牛膝多糖具有显著增强人体免疫功能的作用，能升高脾脏内抗体形成细胞数，提高血清免疫球蛋白IgG的水平，启动网状内皮细胞的吞噬功能，吞噬和消减乙肝病毒，并可使受到损伤的免疫系统得到恢复，可以防止放疗、化疗引起的白细胞下降。临床证明，淮牛膝多糖对慢性肝炎患者有恢复其肝功能（降转氨酶等），使两对半阳性标志转阴；改善患者食少、乏力等症状。乌鱼（又名生鱼）、乌鲤、黑鱼、石斑鱼，营养丰富，每百克乌鱼肉含蛋白质19.5克、维生素A26微克，维生素E0.97毫克，微量元素硒24.57微克。这些营养成分有保肝、促使肝细胞再生的作用。微量元素硒又能协助淮牛膝增强人体免疫功能。

马兰香鸡

【材料】

鲜马兰尖	100克
熟鸡肉末	20克
熟火腿末	15克
芝麻油	5毫升
鸡　精	2克
白　糖	5克

【用法】

（1）采摘鲜马兰尖（马兰头）洗净，放在开水锅中氽一下，捞起，晾干，放入食盘中。

（2）将煮熟的鸡肉、火腿，剁成肉末，与盘中的马兰尖拌匀。

（3）撒上鸡精、白糖，淋上芝麻油拌和即成。每日吃1～2次，佐餐当菜吃，连吃半年。

【功效】

本方主治乙肝“大三阳”或“小三阳”，或HBsAg阳性、肝功能氨酶增高者。马兰又名鱼秋串、泥鳅串、蟛蜞菊、田边菊、散血草。马兰尖为菊科植物马兰的嫩茎叶。马兰嫩茎叶富含维生素C和胡萝卜素。维生素C的含量超过柑橘，胡萝卜素的含量超过番茄。这两种营养成分都有保护肝细胞，促进肝细胞再生的作用。马兰还有清热解毒，行气健胃、活血化淤的功效。早在20世纪70年代中期武汉几家医院就用马兰治疗乙型肝炎103例，HBsAg阳性的转阴率达54.4%。说明马兰有抗乙肝病毒，增强人体免疫功能，促进抗体形成的作用。

玄驹蒸蛋

【材料】

玄驹粉　　10 克

鸡　蛋　　1 个

【用法】

(1) 在无污染的山上捕捉黑蚂蚁（药市上有干蚂蚁出售），用清水冲洗，晾干，下锅炒熟，研成粉末。

(2) 将鲜鸡蛋打入碗中，放入蚁粉，搅匀，置饭锅上蒸熟即成。每日晨起空腹吃 1 次，拌饭吃，或加少量白糖调味单独吃，连吃 3 个月以上。

【功效】

本方主治乙肝患者两对半异常、精神疲倦、四肢无力。玄驹，蚂蚁的别名。蚂蚁富含蛋白质，每百克达 42 克之多，可与对虾媲美，还有维生素 B_1、B_2，尤其是微量元素锌，每百克蚁粉含锌 12～19.8 毫克。鸡蛋含优质动物蛋白，每百克达 12.8 克，含锌 1～1.59 毫克。蛋白质是合成抗病毒抗体的主要原料，锌又能增强人体的免疫功能，促进抗乙肝病毒抗体的形成，可使 HBsAg（乙肝病毒表面抗原）、HBeAg（e 抗原表示乙肝病毒繁殖）阳性转为阴性。蚂蚁还含草体蚁醛，可使人气力倍增、精力旺盛。所以常吃玄驹蛋，有利于乙肝痊愈，病体康复。

菇枣鲫鱼

【材料】

鲫　鱼　　250 克

香　菇　　30 克

大　枣　　15 克

米　醋　　5 毫升

【用法】

(1) 将香菇发涨洗净后切成片，大枣洗净。

(2) 将鲜鲫鱼剖去肚肠，入锅与香菇、大枣同煮熟，起锅后于汤中加醋即成。佐餐食用。

【功效】

本方主治乙肝免疫功能减退患者。香菇含香菇多糖，与大枣、鲫鱼相配，有增强人体免疫功能，杀灭乙肝病毒，促进身体康复的作用。

独头蒜炖田螺

【材料】

田　　螺　　150 克

独头大蒜　　50 克

车 前 子　　30 克

【用法】

(1) 将活田螺煮后去壳取净肉，独头大蒜去粗皮，车前子用干净纱布包紧。

(2) 将田螺肉、独头大蒜、车前子包同入沙锅，加水 1000 毫升，先大火煮沸，打去浮沫，再小火煮至田螺肉烂熟，去纱布包。空腹吃肉、蒜，喝汤，每日上午 1 次。同时用 4 个田螺去壳，独头蒜 5 个，车前子 10 克，共捣烂成饼，将脐孔及脐周用 75% 酒精消毒后，贴于肚脐孔上，外覆盖纱布，用胶布固定。每日 1 次，每次敷 8 小时即去掉。

【功效】

本方主治由乙肝发展成的肝硬化、肝腹水。田螺肉细腻而香，民间有"盘中明珠田螺肉，入秋田螺最肥美"的说法。田螺肉每百克含蛋白质 11 克、糖 3.6 克、锌 6.17 毫克、硒 12.46 微克，还含有维生素 B_1、B_2 等对肝细胞有利的营养成分。中医认为，田螺能利水通肠，配大蒜解毒，配车前子增强利尿作用。所以本方内服外敷，有消除肝硬化、肝腹水的功效。

胆囊炎胆石症

肥胖中老年人患慢性胆囊炎者居多，而慢性胆囊炎常合并胆石症。下列食疗方对本病有一定的疗效。

柳叶茶

【材料】

嫩柳叶　　1000 克

【用法】

(1) 春季柳树发芽时，采集嫩柳叶，放入焖罐在锅中蒸后晒干，盛入铁茶盒中保存。

(2) 每天用 10 克，放茶缸中，开水冲泡。天天代茶饮用。

【功效】

本方主治慢性胆囊炎胆石症。柳树嫩叶含水杨酸、维生素 C 等成分，具有消炎、解毒、利尿、利胆等作用，能防止慢性胆囊炎胆石症的发作。

鲜姜汁菠菜

【材料】

鲜生姜　　100 克

菠　菜　　250 克

芝麻油　　15 毫升

鸡　精　　2 克

【用法】

(1) 将鲜生姜洗净后，用榨汁机榨取姜汁。

（2）将菠菜洗净后，在开水锅中煮10分钟左右，保持绿色，勿煮死，捞起置盘中。

（3）将姜汁淋在煮后的菠菜上，加食盐2克或酱油5毫升，放鸡精拌匀，淋上芝麻油即成。佐餐食用。

【功效】

本方主治胆石症（胆固醇结石）。胆石症有胆固醇结石和胆红素结石。肥胖者多患胆固醇结石。生姜含有姜酚和姜辣素能抑制前列腺素的合成，降低胆汁中黏蛋白的含量，防止胆汁浓缩、胆盐沉积而形成结石。姜酚可使胆结石化解，又能降胆固醇，所以胆固醇胆石症患者宜常吃生姜。生姜可单吃，也可吃泡生姜，或者生姜炒肉片，但最好是生姜与绿色蔬菜同吃。菠菜富含维生素C和纤维素，可促进胆汁分泌，松弛胆道括约肌，利胆排石。芝麻油也有利胆作用。本方无论胆石症发作期还是平时都宜食用。

木耳肉片

【材料】

黑木耳　25克
猪瘦肉　50克
生　姜　10克
玉米油　30毫升
酱　油　5毫升
鸡　精　1克

【用法】

（1）将黑木耳用温水发涨；生姜洗净后切成姜粒；鲜猪瘦肉洗净后切成片。

（2）将锅中玉米油用大火烧热，下肉片炒变色，再下发涨的木耳，炒至肉熟，下生姜粒、酱油、鸡精炒匀即起锅。佐餐食用。

【功效】

本方主治胆石症。黑木耳含发酵素和植物碱，能促进消化道腺体分泌，可润滑胆管，有助于结石排出。黑木耳还含有镁、锌等矿物质，与胆结石发生化学反应，使结石剥脱变小，有利于结石排出。本方中玉米油有利胆汁的作用，生姜能化解结石，少量猪肉能刺激胆汁分泌，引起胆囊收缩，有利于结石排出。本方主要起化石、排石的作用。

牛奶芝麻羹

【材料】

鲜牛奶　200毫升

芝麻酱　5克

面　粉　20克

白　糖　10克

【用法】

（1）将面粉调成糊。

（2）锅中加水50毫升，加入牛奶煮沸后，渐渐加入面粉并不断搅拌，放入芝麻酱煮开，加白糖即成。代早餐食用。

【功效】

本方用于防治胆石症。牛奶可刺激胆囊收缩，使胆囊排空，胆汁则难以在胆囊内浓缩成晶体，可以避免滚雪球似的使胆结石增大，减少结石的形成。芝麻酱有利胆、润滑胆管的作用，可促使小结石排出。

核桃兔丁

【材料】

兔　肉　100克

核桃肉　50克

玉米油　50毫升

生　姜　1块

葱　茎　1根

酱　油　5毫升

【用法】

（1）将核桃肉分成小瓣，在锅中炒香，备用。

(2) 将兔肉洗净后切成肉丁。

(3) 将锅中玉米油烧热，爆炒兔肉丁数分钟。加酱油、汤、葱、姜块（拍破）烧开，煮至肉熟，去葱、姜块即成。佐餐食用。

【功效】

本方主治胆红素结石。核桃含丙酮酸，有阻止食物中的黏蛋白与胆汁中的钙、胆红素结合形成结石的作用，还能促使胆红素结石溶解。且核桃含油极高，有利胆排石的作用。兔肉所含脂肪很少，不会增加胆固醇，且兔肉蛋白质甚高，能增加人体免疫功能，可防止胆囊炎反复发作形成胆石症。

慢性胃病

慢性胃病最常见的是胃溃疡、十二指肠溃疡（溃疡病）和慢性胃炎。老年慢性胃病若久治不愈，则要注意预防其发展成胃癌。常吃以下食疗方，既可治疗慢性胃病，又可防止癌变。

仙人掌炒牛肉

【材料】

鲜仙人掌　100 克

鲜牛肉　50 克

食　盐　1.5 克

鸡　精　2 克

大豆油　30 毫升

【用法】

(1) 采鲜仙人掌（由墨西哥引进栽培的米邦塔菜用仙人掌，因其他观赏花卉仙人掌不能作菜食用）洗净，去刺，切成丝；牛肉切成丝。

(2) 锅中放大豆油，下牛肉丝炒熟后再下仙人掌丝、食盐、鸡精，迅速炒熟即成。佐餐食用，每日或间日 1 次。

【功效】

本方主治慢性胃炎、胃溃疡、十二指肠溃疡。仙人掌有清热解毒，抗幽门螺杆菌（HP）的功效。但性味寒凉，所以用牛肉温热之性调配，防止过于寒凉伤胃。现代医学研究发现，幽门螺杆菌是引起包括胆汁返流性胃炎、胃溃疡、十二指肠溃疡的罪魁祸首。仙人掌能降伏这罪魁祸首，所以常吃仙人掌能治疗这些慢性胃病。因为仙人掌的性味寒凉，所以虚寒性胃病、吃冰饮冷即痛者，不宜常吃。

槟榔蜜饮

【材料】

槟榔果　　8 克

蜂　蜜　　10 克

清　水　　150 毫升

【用法】

（1）将干槟榔果切成薄片，在清水中浸泡两小时左右。

（2）将浸泡的槟榔片连浸泡的水，在锅中煎煮，煮沸后小火煎 30 分钟，取滤液（去槟榔片），调入蜜蜂即成。每日空腹饮用，上午、下午各 1 次，连饮 4 周以上。

【功效】

本方主治幽门螺杆菌引起的慢性胃炎和胃溃疡、十二指肠溃疡。槟榔果为棕榈科常绿乔木槟榔的果实，产于台湾、福建、广东、海南等热带和亚热带地区。有行气消胀和杀虫功效。

本方辅以蜂蜜，除补充营养、调味外，也有杀菌作用，可以增强槟榔清除幽门螺杆菌的疗效。

大黄酒

【材料】

生大黄　　100 克

白　酒　　500 毫升

【用法】

（1）将生大黄研成粗末。

（2）将大黄末浸泡在白酒中装瓶严封，每天摇动数次，1 周后即可饮用。每天空腹饮大黄酒 15～20 毫升，早、晚各 1 次。连饮两周以上。

【功效】

本方主治幽门螺杆菌感染的胃病。

蒲公英粥

【材料】

干蒲公英　　30 克

粳　　米　　50 克

【用法】

(1) 将干蒲公英或鲜蒲公英（鲜品用 60～100 克）连根洗净，切细。

(2) 先煮粳米粥，待粥将熟时入切细的蒲公英，煮粥熟即成。代早餐或加餐食用，每日 1～2 次，连吃 3 周以上。

【功效】

本方主治舌红苔黄属于胃热征候的慢性胃炎。对胆汁返流性胃炎也有良效。蒲公英又名灯笼花、黄花地丁、孛孛丁菜，既是野菜也是草药，有清热解毒、广谱抗菌的作用。对幽门螺杆菌引起的慢性浅表性胃炎活跃期及胆汁返流性胃炎都有佳效。研究发现，幽门螺杆菌感染常常伴有胆汁返流现象，胆汁返流会使胃炎的病情加重。清除幽门螺杆菌，胆汁返流的现象也就消失了。

丁香桂胡鸡

【材料】

公丁香　　6 克

胡　椒　　6 克

肉　桂　　5 克

老母鸡　　1 只

调　料　　适量

【用法】

(1) 将老母鸡宰杀后去毛和内脏，洗净；将丁香、肉桂、胡椒放入锅内，加水 500 毫升，煎取药液 300 毫升。

(2) 将药液（连药渣）倒入锅中，加拍破的老姜 1 大块、葱白 15 克，放入鸡，用小火煮至六成熟时，捞起晾冷。

（3）用八角、山柰等熬制成的卤水（餐馆和一些家庭中平时卤肉时常用）与药液煮过的鸡肉入锅中，将鸡煮熟，捞出，揩净油沫。另用少量卤水加红糖烧热溶化，浇在鸡身上，边滚动鸡身，边浇以卤汁，直至鸡身浇遍呈红亮色，再均匀地涂层芝麻油即成。将鸡肉切成块，佐餐食用。1只鸡分5天左右吃完。

【功效】

本方主治慢性胃炎属于脾胃虚寒吃热食则舒服者。公丁香、肉桂、胡椒等香料有温胃止痛、行气消胀的功效，所以对虚寒性慢性胃炎有效。什么是“虚寒”呢？吃冷食、饮冷饮则胃不适或胃病加重，吃热饮食则胃舒适或胃痛减轻的就称为“胃虚寒”。胃虚寒严重时全身可出现畏寒怯冷、手脚不温、腹泻清水等症状。

辣椒肉丁

【材料】

泡辣椒　20克

猪瘦肉　80克

玉米油　15毫升

【用法】

（1）取四川泡菜中的泡辣椒，切细；猪瘦肉洗净后切成丁。

（2）将锅中玉米油烧热，下肉丁炒变色，再下泡辣椒，炒至肉熟即成。佐餐食用，每日1次。常吃。

【功效】

本方主治慢性萎缩性胃炎。辣椒含辣椒素及多种人体需要的维生素和微量元素。泡辣椒是新鲜辣椒用盐水泡成，尤其富含维生素C和特殊的鲜味，炒肉吃，又补充了萎缩性胃炎黏膜再生所需要的蛋白质。辣椒刺激前列腺素分泌，对胃黏膜有保护作用，可促进胃黏膜的再生，维持胃上皮细胞的完整性，有利于黏膜溃疡的愈合以及萎缩黏膜的再生。所以少量吃辣椒对萎缩性胃炎和消化性溃疡是有益的。但大量辣椒对胃黏膜有刺激，虽然不造成胃黏膜损伤，但可使胃黏膜充血，可促使溃疡病出血。所以溃疡出血以及慢性浅表性胃炎活动期要禁止食用。

大蒜烧鲢鱼

【材料】

鲢　　鱼　500克

独头大蒜　50克

玉 米 油　20毫升

料　　酒　10毫升

酱　　油　10毫升

葱、姜、醋　各5克

【用法】

(1) 取紫皮独头蒜，去皮，洗净。

(2) 将鲢鱼去鳞和鳃，剖腹去内脏，洗净，切成段。

(3) 将锅中玉米油烧热，炒葱节、姜末各5克，炒香后加水500毫升，放料酒和酱油10毫升、醋5克、鱼段、大蒜，烧至鱼肉熟即成。佐餐食用，1日分多次吃完。间日1剂，连吃3个月以上。

【功效】

本方主治慢性萎缩性胃炎伴肠腺化生，胃癌患者亦可食用。幽门螺杆菌（HP）感染，不仅会引起慢性胃炎，而且会导致胃癌的发生。世界卫生组织和美国国立卫生研究院已正式将HP列为胃癌的首要致癌因素。我国科学家发现，幽门螺杆菌和它的毒性产物在萎缩性胃炎形成肠腺化生和胃癌的过程中，起到了诱导和促发胃癌的作用。因此清除幽门螺杆菌是防治上述病变过程的关键。

本方紫皮独头大蒜抗菌力最强，不但能有效地清除幽门螺杆菌，还能切断致癌物亚硝胺引起胃癌。大蒜生吃效果最好，煮后效力有所减弱。但南方人不习惯生吃大蒜，大蒜烧鲢鱼对萎缩性胃炎伴肠腺化生（早期胃痛）也有辅助治疗作用。因为鲢鱼富含优质蛋白质和维生素A，有提高免疫功能，调动自身抗癌能力，从而起到防治胃癌的作用。

乌贝田螺蜜

【材料】

田螺肉　　150 克

蜂　蜜　　100 克

乌贼骨　　30 克

浙贝母　　15 克

【用法】

（1）将乌贼骨研成极细末，浙贝母研成细末。

（2）将活田螺清水养 3 天，除泥净，在沸水中煮 10 分钟，捞出，去壳，取净肉。

（3）再将田螺肉放入沙锅中，加水 1000 毫升小火煨至肉烂熟，加入乌贼骨末、浙贝母末、蜂蜜调匀即成。空腹吃 30～60 克，每日上午、下午各 1 次。连吃 3 剂以上。

【功效】

本方主治胃溃疡、十二指肠溃疡。胃溃疡、十二指肠溃疡多由于胃酸过多，胃黏膜被胃酸腐蚀，加之幽门螺杆菌感染而形成溃疡。所以治疗溃疡病，一方面要抑制过多的胃酸；另一方面要抑灭幽门螺杆菌。本方乌贼骨即墨鱼骨头，富含碳酸钙，有中和与抑制胃酸的作用。浙贝母有清热散结、抑灭幽门螺杆菌的功效。田螺肉富含胶质，入胃后可形成一层保护膜，保护溃疡面，防止胃酸的腐蚀和胃蛋白酶对胃黏膜的消化。蜂蜜协助诸药发挥作用。

黄芪猪肚

【材料】

黄　芪　　100 克

猪　肚　　1 个

陈　皮　　30 克

【用法】

(1) 在药店选购内蒙古、山西产的黄芪，洗去泥尘，切片。

(2) 将鲜猪肚洗净去脂膜，放入黄芪片、陈皮，猪肚口用麻线扎紧，放入沙锅，加水淹住猪肚，小火烧至猪肚软熟即成。吃时可放胡椒粉、酱油等调味品。趁热喝汤，每天空腹吃猪肚 30～60 克，分多次吃完。

【功效】

慢性胃炎、胃溃疡病，根据患者的体质和幽门螺杆菌感染程度而有各种不同征候：有属于舌红、苔黄、口渴、大便干结等“胃热”征的；有属于舌淡、苔白、口不渴，大便正常或溏泄，精神疲乏，喜热畏冷的“虚寒”征的。本方则适宜于后者。方中黄芪是中药的补气药，可促进胃黏膜康复，促进溃疡面愈合，防止胃黏膜萎缩的功效。用猪肚，是中医以脏补脏的“脏器疗法”，可补充胃病康复所需要的蛋白质。陈皮即橘皮，含挥发油、维生素 B 等成分，有行气止痛的功效，对幽门螺杆菌也有一定的抑制作用。本方属于温补剂，只对虚寒型胃病起作用。胃热或胃中津液不足的慢性胃病患者吃了反而会火上浇油。

玫瑰乌梅饮

【材料】

乌　梅　　10 克

大麦冬　　20 克

石　斛　　20 克

冰　糖　　10 克

玫瑰花　　5 克

【用法】

(1) 将乌梅、大麦冬、石斛（中药店有售）放入沙锅，加水 500 毫升，小火煎煮两次，取两次煎液合并约 300 毫升。

(2) 取煎液加冰糖熬化后，放入玫瑰花即成。空腹饮用，每次 100 毫升，1 日 3 次，连饮 3 个月以上。

【功效】

本方主治慢性萎缩性胃炎。慢性萎缩性胃炎或少数胃溃疡病者，有表现出“胃阴虚”症的，出现舌红少津、咽干口渴、大便干结等症状，中医用养胃阴的方法治疗就会收到很好的疗效。清代名医叶天士发明了“养胃汤”，专门治疗胃阴虚引起的胃病。方中乌梅配麦冬、石斛、冰糖，可使胃中津液（胃阴）增加，胃酸正常分泌。乌梅、麦冬还有抗菌作用，有利于幽门螺杆菌的清除。所以本方对胃阴虚的萎缩性胃炎或溃疡病有一定疗效。玫瑰花含挥发芳香油，有疏肝解郁、行气止痛的功效，也能协助乌梅杀灭幽门螺杆菌。

便　秘

便秘，是指2～3天排便1次，并有排便费力、痛苦，或便后未尽感，或大便经常干燥、便量少等不适症状。老年人习惯性便秘发生率较高，且常因便秘诱发或加重高血压、脑中风等危及生命的疾病。所以古人说："若要长生，肠中常清。若要不死，肠中无屎。"青年人便秘，若肠道毒素不能及时排出体外，毒素入血还会发生痤疮、色素沉着等皮肤病。所以有"排毒养颜"之说。

为解决你便秘之苦，特奉献如下食疗方，供选用。

首乌炖鸡

【材料】

何首乌　　100克

乌骨鸡　　1只

食　盐　　5克

葱　花　　5克

【用法】

(1) 去中药店购广东德庆县产的何首乌，并且是经黑豆汁和牛奶拌和九蒸九晒的何首乌，洗净后切片。

(2) 选购江西泰和产的乌骨鸡（一般乌骨鸡亦可），宰杀后去毛和内脏。

(3) 将何首乌片填入鸡腹中，入沙锅加水适量，小火炖至鸡肉烂熟。加盐，撒上葱花，吃肉喝汤，一鸡分3次以上吃完。

【功效】

本方主治肝肾阴虚或血虚便秘。肝肾阴虚可见头昏耳鸣、目眩眼花、腰膝酸软、手脚心发热或半夜咽干、潮热盗汗等症状。血虚相当于今之贫血。肝肾阴虚或贫血的便秘都可表现为大便干结，甚至合并痔疮出血。何首乌为滋养肝肾之阴和补血的要药，又含大黄素，所以有润肠通便的功效。

冬葵猪血羹

【材料】

冬寒菜　　250 克

猪　血　　150 克

食　盐　　3 克

熟猪油　　5 毫升

米　汤　　500 毫升

【用法】

(1) 将鲜冬寒菜叶柄上筋膜撕去，洗净，放入锅内，加米汤 500 毫升，煮至将熟。

(2) 将猪血加盐少许煮凝，切成条块，待冬寒菜将熟时下猪血块，煮熟后放猪油，趁热食之。每日晨起 1 次。

【功效】

冬寒菜又名冬葵，性寒质滑，富含纤维素和黏液质，有润肠通便的功效；猪血可以补血。所以本方对老人血枯液燥、大便干燥难解者有很好的润肠通便的效果。

素烧魔芋

【材料】

水魔芋　　300 克

大豆油　　30 毫升

酱　油　　10 毫升

姜　粒　　5 克

葱　花　　5 克

【用法】

(1) 将魔芋放入开水锅中煮透，切成条块。

(2) 将锅中大豆油烧热，入姜、葱炒出香味，下魔芋条、酱油炒，加水

200 毫升，煮沸即成。佐餐食用。

【功效】

本方主治肥胖者排便无力之便秘。魔芋又名黑豆腐，主产于四川。魔芋以含葡萄甘露聚糖为主，吸水后可膨胀 100 倍，黏度很大，吃起来细腻滑爽，属低热量、低脂肪食物，能促进消化酶分泌，消除肠壁上的沉积物，有减肥、降血脂、降血糖、通大便的作用，是肥胖者便秘的理想食品。

紫菜汤

【材料】

紫　菜　　10 克

芝麻油　　5 毫升

酱　油　　2 毫升

鸡　精　　0.5 克

【用法】

(1) 将紫菜洗净，用温水泡发。

(2) 将泡发的紫菜连泡之水入锅中，煮沸后加入酱油、鸡精、芝麻油即成。每晚饭前半小时趁热吃下。

【功效】

本方主治各种便秘。紫菜是海产品，含碘和粗纤维，能清除肠内腐败物、积气和黏液。每晚饭前吃此汤菜 1 碗，第二日早晨大便就畅通无阻。紫菜还有降血压的功效。高血压、便秘患者常吃，既降压、又通便，还可以防止因便秘而导致的脑中风发生。

黄芪党参烧鲤鱼

【材料】

黄　芪　　30 克

党　参　　15 克

冬　笋　　15 克

活鲤鱼　　1尾

姜、葱　　各5克

香　菇　　15克

猪　油　　10克

白　糖　　12克

食　盐　　2克

花生油　　适量

【用法】

(1) 将活鲤鱼（约750克）去鳞、鳃，剖去内脏，洗净后，用刀横划鱼身，放入花生油锅中炸呈黄色，捞出沥去油；将黄芪、党参洗后切片，入沙锅加500毫升水，浓煎取汁250毫升，去药渣。

(2) 将香菇、冬笋切片，生姜切成粒，葱切成花。

(3) 锅烧热后加猪油融化，入白糖炒至变为褐色，将炸好的鲤鱼、香菇片、冬笋、药液一同入锅，放食盐2克，大火煮沸后，改用小火，撒上姜、葱即成。供佐餐食用。

【功效】

本方适宜于中老年人气虚便秘。气虚便秘之大便不干而软，患者一日数次上厕，多虚坐而排不出便，站起来又有便意，蹲下便意却无，便后又总觉得排便未尽。患者平时有短气懒言、易疲乏等气虚的症状。黄芪、党参配鲤鱼属于补中气、强体力之品，中气足，排便有力，就可将肠中大便一次性排除干净。

参麦炖嫩鸭

【材料】

北沙参　　60克

大麦冬　　60克

嫩肥鸭　　1只

【用法】

(1) 将鸭宰杀后去净毛和内脏，将沙参、麦冬洗净后填入鸭腹中。

(2) 将药鸭入沙锅，加水2000毫升，文火炖至鸭肉烂熟，去药渣。吃肉喝汤，吃时可加入调料。1只鸭分多次吃完。

【功效】

本方适宜于津枯液燥的便秘。这种便秘主要表现为大便干燥，秘结难出，甚至干如羊粪。老人长期大便干燥，多合并痔疮出血，平时常有口干舌燥等津液不足的症状。方中沙参、麦冬滋阴养液配性凉的鸭肉，更能增强润肠通便的功效。

肉苁蓉韭菜炒虾仁

【材料】

虾　仁　　50 克
肉苁蓉　　30 克
鲜韭菜　　100 克
食　盐　　2 克
鸡　精　　1.5 克
花生油　　30 毫升
白　酒　　适量

【用法】

(1) 用白酒将肉苁蓉洗净，切片；将韭菜洗净，切成寸段。

(2) 将锅内花生油烧热，入肉苁蓉、韭菜、虾仁翻炒，放入食盐、鸡精炒匀即成。佐餐食用。

【功效】

本方主治中老年人阳虚便秘。什么是“阳虚”呢？就是体内火力不足，其人怕冷喜热，手脚发凉。男子还可能出现阳痿，女人可能出现性冷淡。方中肉苁蓉温阳补火，润肠通便，配韭菜、虾仁更能增强温阳补火之力，韭菜的粗纤维又能刺激肠蠕动，促使大便排出。

麻仁糕

【材料】

火麻仁　　50 克

黑芝麻　　10 克

板栗粉　　20 克

玉米粉　　20 克

【用法】

(1) 将火麻仁、黑芝麻分别炒香，冷却后研成细末。

(2) 将板栗粉、玉米粉与火麻仁细末、黑芝麻细末拌匀，做成糕状，上笼蒸熟即成。供作早点食用。

【功效】

本方主治老人肾虚便秘。65 岁以上的老年人都有不同程度的肾虚表现，如腰膝酸痛、腿软无力、不耐远行。方中板栗粉专治老人腰膝软弱；芝麻富含维生素 E，有抗衰老的功效，与火麻仁配合，油脂丰富，而发挥润肠通便的作用。

缺铁性贫血

缺铁性贫血是最常见的营养素缺乏症。一般检查血常规，若红细胞少于 3.5×10^{6}/升，血红蛋白少于110克/升，红细胞压积小于30%，就是贫血。

缺铁性贫血主要是因为食物中缺铁，或吸收不良，或慢性失血（如溃疡病出血、消化道肿瘤出血、痔疮出血以及钩虫病等），也有继发其他疾病引起的缺铁性贫血。

缺铁性贫血以儿童、妇女和老人最为常见。全国有两成人患缺铁性贫血，患隐匿性缺铁的更多。隐匿性缺铁症，血常规检查是正常的，但血清铁小于或等于12～20微克/升。隐匿性缺铁症容易发展成缺铁性贫血，因而要尽早发现，在有隐匿性缺铁症时就加以治疗，以避免贫血的发生。

大枣木耳粥

【材料】

大红枣　6枚

黑木耳　6克

紫糯米　50克

【用法】

（1）将大枣洗净，择其完好者（无虫蛀、无霉烂）。

（2）将黑木耳温用水发涨，紫糯米淘洗两次。

（3）将处理后的大枣、木耳、糯米同入铁锅，加水1大碗，煮成粥即可。

（4）作早餐、晚餐部分主食或加餐食用。病轻者每天吃1次，病重者可每天吃2～3次。

【功效】

本方有补铁、蛋白质、维生素E和维生素C的功效，对隐匿性缺铁症和缺铁性贫血有较好的疗效。方中大枣每百克含铁 2.3 克、蛋白质 3.2 克、维生素 C14 毫克（鲜枣 243 毫克）。黑木耳每百克含铁 97.4 毫克、蛋白质 12.1 毫克、维生素 E11.34 毫克。紫糯米，又名血糯米，每百克含铁 3.9 毫克、蛋白质 8.3 毫克、维生素 F1.36 毫克。本方约补铁 8.4 毫克，每天吃两剂，就可补充铁 16.8 毫克，可完全满足贫血患者一天的需要量。何况还同时补充生血所需的蛋白质、维生素 C、维生素 E 等营养素，比单纯的西药补铁剂优越很多。单纯用补铁剂，一是容易伤胃口，引起食欲不振，甚至恶心呕吐；二是大量持久补铁会引起铁沉积在体内，出现皮肤色素沉着、色斑，若沉积在肝肾会对肝肾造成损害。食疗药膳是利用食物或天然可食用中草药中的铁元素，不会引起铁沉积的副作用。通过食物补铁，能均衡血液营养，优化血微环境，修复骨髓造血机能，不像西药铁剂那样仅仅是补充铁质，而是发挥食物的综合补血作用。

不喜欢长期吃粥者（因为食疗缺铁贫血一般都要吃两个月以上，甚至半年），可将黑木耳、红枣煮成汤，与粥轮流着吃，或只吃 1 种，贵在坚持。食疗药膳的疗程一般都较长，一定要有耐心。

黑芝麻粥

【材料】

黑芝麻　15 克

粳　米　50 克

蜂　蜜　10 克

【用法】

（1）将黑芝麻淘干净，沥干水分备用。

（2）将粳米淘净后放入铁锅，加水 1 大碗，煮沸后将洗净的黑芝麻加入，直至粥煮熟为止。

（3）煮熟的粥盛入碗中，待粥稍凉时调入蜂蜜即成。每日早餐食用或加餐食用。

【功效】

本方有补肾益脾、补气血、补铁的功效。方中黑芝麻属黑色食品，有补肾养血作用。每百克黑芝麻中含铁 22.7 毫克、蛋白质 19.1 克、维生素 E50.4

毫克。可见黑芝麻不仅补充铁质，还能补充血红蛋白。血红蛋白的增加会使红细胞数量增多，贫血症状从而得到改善。维生素E有促进红细胞增殖的作用。粳米健脾益气，每百克含蛋白质7.3～8.0克、铁1.1毫克、维生素E0.76～1.01毫克，对黑芝麻的补铁补血有促进作用。蜂蜜不仅仅是调味，增强口感，蜂蜜中含有的铁、维生素B族、维生素C和生物活性物质。有助于铁的吸收利用和改善调节机体的新陈代谢功能，加速血红蛋白和红细胞的生成。所以本方是防治缺铁性贫血和其他贫血的良方之一。

鸭肝荞麦面

【材料】

荞麦面　100克

鸭　肝　30克

白　蘑　6克

调　料　适量

【用法】

(1) 购麻鸭鸭肝洗净后切成小块，购张家口产的珍珠白蘑发涨。

(2) 锅中加大豆油12毫升、猪油6克烧热后，加姜粒、葱粒各2克炒香，下鸭肝炒散，加水50毫升，下白蘑煮熟后，加湿淀粉5克、酱油5毫升、醋5毫升做成卤汁。

(3) 锅中加入水煮沸后下荞麦面条煮熟，挑入碗中加上卤汁和匀即成。早、晚作主食食用。

【功效】

本方富含蛋白质、维生素B_{12}、叶酸和铁，对各种贫血都有一定疗效，尤其含铁丰富，对缺铁症和缺铁性贫血更有显著的效果。每天吃此1份，就可以满足严重贫血患者的需要。荞麦还能治疗糖尿病，所以贫血并糖尿病者也可食用本方。若买不到珍珠白蘑，可用香菇，每百克香菇干品含铁10.5毫克，用量为10～15克，对一般缺铁性贫血也有良效。至于调料可随口味选用，喜辣者可适当加辣椒，但盐的用量宜少，每天不超过6克为好。

龙眼花生小米粥

【材料】

龙眼肉　　15 克

花生米　　20 克

小　米　　50 克

【用法】

（1）将小米、花生米淘洗后入铁锅，加水 1 大碗，煮沸。

（2）沸后下龙眼肉，小火煮成粥即成。早餐或加餐食用，失眠者晚餐食用。

【功效】

本方有养血宁心安神和补铁的功效。龙眼肉即桂圆，能养血宁心、益神，可治心血不足所引起的心跳、心累、失眠、记忆力减退。每百克桂圆肉含铁 3.9 毫克、维生素 C27 克，还含蛋白质、糖类和 B 族维生素。每百克花生米含铁 3.4～6.9 毫克、蛋白质 21～25 克、维生素 E12～18 毫克，还富含 B 族维生素。每百克小米含铁 5.6 毫克、蛋白质 9.2 克、维生素 E3.36 毫克。由于造血所需的营养素齐全，因而有较好的补血效果，对贫血兼有失眠者，睡前吃 1 剂有良效。

补血包子

【材料】

鸡　血　　30 克

黑木耳　　6 克

荠　菜　　100 克

山　药　　50 克

面　粉　　100 克

酵母粉　　5 克

调　料　　适量

【用法】

(1) 将鸡血煮成块，黑木耳泡涨切细，鲜荠菜洗净后切细，加酱油5毫升、大豆油10毫升、鸡精2克、蛋清1个，调匀做成馅。

(2) 将山药（中药店有售）研成粉与面粉混匀和酵母粉5克发酵，做成包子皮，包入馅，蒸熟即成。作部分主食食用。

【功效】

本方有健脾补血、开胃助消化的功效，对缺铁性贫血导致胃口欠佳、消化不良者有较满意的效果。鸡血、黑木耳、荠菜都富含铁。鸡血每百克含铁25毫克、蛋白质7.8克，还含有维生素B_{12}、叶酸等营养素。荠菜每百克含铁5.4毫克、维生素C43毫克。每百克黑木耳含铁97.4毫克。山药既含铁、蛋白质等营养素，又是中医健脾助消化的要药。所以本方对胃口不好、消化力差的缺铁性贫血患者有良效。

红杞鸡蛋

【材料】

鸡　蛋　　2个

枸杞子　　30克

【用法】

(1) 选购宁夏中宁产的大红枸杞子，淘洗净。

(2) 将鸡蛋外壳洗净，敲破蛋壳（勿使蛋清流出），放入锅中，加水1碗，与枸杞子同煮至蛋熟。饭后吃蛋、枸杞子，喝汤。分两次吃完。

【功效】

本方有滋阴补血、养肝明目的功效。枸杞性味甘平，有养肝、补血的作用。枸杞子每百克含胡萝卜素9750微克、维生素C48毫克、铁5.4毫克、蛋白质13.9克，还含维生素E和B族维生素以及铜等补血原料，与鸡蛋搭配，更强化了补血的各种营养素。所以本方是治疗各种贫血的滋补品，长期食用，补血明目疗效显著。

血旺豆腐

【材料】

猪　血　　150 克

豆　腐　　200 克

食　盐　　1.5 克

鸡　精　　2 克

猪　油　　5 克

【用法】

(1) 将猪血煮凝，在清水中漂后切成小块。

(2) 豆腐切小块，撒上盐，锅中放猪油 5 克烧化后下豆腐、猪血块、鸡精，煮熟即成。佐餐食用。

【功效】

猪血每百克含蛋白质 12.2 克、尼克酸 0.3 毫克、维生素 E0.2 毫克、铁 8.7 毫克、铜 0.1 毫克，还含维生素 B_{12}。每百克豆腐含蛋白质 8.1 克、脂肪 3.7 克、碳水化合物 3.8 克，铁 1.5 毫克、铜 0.14 毫克。本方可补铁 16.05 毫克，能满足缺铁性贫血患者的需要。

菠菜猪肝汤

【材料】

鲜菠菜　　150 克

鲜猪肝　　100 克

食　盐　　1.5 克

鸡　精　　2 克

醋、芝麻油　适量

【用法】

(1) 将菠菜去根取嫩茎叶洗净，猪肝洗净后切成片。

(2) 锅中加入水 1 大碗，煮沸后下肝片、菠菜、鸡精，煮沸即起锅，放入食盐、几滴醋和芝麻油即成。佐餐食用。

【功效】

菠菜富含叶酸和维生素C，每百克含铁2.9毫克。猪肝每百克含蛋白质19.3克、脂肪3.5克、碳水化合物5克、维生素A4972微克、维生素$B_1$0.12毫克、维生素$B_2$2.8毫克、维生素C20毫克、维生素E0.86毫克、铁22.6毫克、铜0.65毫克，还含有叶酸。本方造血原料齐全，故对各种贫血，特别是缺铁性贫血和巨红细胞贫血有很好的疗效。

熟地蒸鸭血

【材料】

鸭　血　100克

熟　地　50克

料　酒　10毫升

【用法】

(1) 中药店购熟地，洗净后切片，入锅加水300毫升．煎取药汁100毫升，去药渣。

(2) 将鸭血盛入碗中，加料酒、熟地汁蒸熟即成。饭后食用。

【功效】

本方有滋阴补血、凉血止血的功效。熟地含地黄素、维生素A类物质、氨基酸和铁，配鸭血甘凉，每百克含蛋白质13.6克、维生素A57微克、铁39.6毫克，有凉血、补血、止血的作用。对因慢性失血（如痔疮出血、溃疡病出血、反复鼻衄、牙龈出血等）引起的缺铁性贫血，或已患贫血又兼慢性失血者，或贫血兼见中医称的半夜咽干、手脚心发热、潮热等“阴虚症”者，都可长期食用。

归芪煲母鸡

【材料】

当　归　15克

黄　芪　75克

老母鸡　1只

料　酒　10毫升

食　盐　2克

食　醋　5毫升

【用法】

(1) 中药店中选购甘肃岷县产的当归（秦归）、内蒙古武川产的黄芪，洗净后切成薄片。

(2) 选1000克以上的老母鸡，宰杀后去毛、内脏及脚爪。

(3) 将当归、黄芪片填入鸡腹，放进沙锅，加水2000毫升，大火煮沸后打去浮沫，加料酒、食盐小火煲至母鸡肉烂即成。加餐吃鸡肉喝汤，吃时汤中放醋。

【功效】

本方有补气、补血、补充生血所需的各种营养物质的作用。母鸡以甘肃山丹产的沙鸡为优，含铁超过乌骨鸡。每百克沙鸡所含蛋白质20克，铁24.8毫克（乌骨鸡2.3毫克）。当归含铁和维生素B，当归头和身长于补血，当归尾长于活血行血（加快血液循环）。

按照中医理论“气为血帅”，补血宜先补气，气充血才足，因而中医重用补气药黄芪。实践证明，单用当归补血常常起不到补血的作用，配上黄芪，而且黄芪的量是当归的5倍，就能很快得到补血的效果。配上鸡肉的优质蛋白质和铁元素，疗效就更加显著。习惯认为吃滋补性的食物再吃萝卜可降低滋补作用，所以中医要求吃滋补药忌吃萝卜。

阿胶肥肠

【材料】

猪肥肠　250克

阿　胶　10克

嫩豌豆　5克

调　料　适量

【用法】

(1) 将猪肥肠反复洗净后切成寸长的段，再放进开水中烫洗捞出，蘸上酱油，放入油锅炸成金黄色后捞出摆在盘内。

(2) 锅中放玉米油 25 毫升、胡椒粉 1 克、蒜末 3 克、白糖 15 克、料酒 10 毫升、鸡汤 150 毫升、鸡精 2 克，倒入阿胶水（阿胶溶化成水）搅匀成汤汁，小火煮 5 分钟。

(3) 将做好的汤汁淋在盘中的肠段上即成。佐餐食用，分多次吃完。

【功效】

本方色鲜味美，刺激食欲，有补血开胃、腴身丰体的功效，适宜于胃口不好、身体消瘦的缺铁性贫血患者食用。猪肥肠即猪大肠，每百克含蛋白质 6.9 克、脂肪 18.7 克、维生素 A7 微克、维生素 B_1 0.06 毫克、维生素 B_2 11 毫克、维生素 E0.5 毫克、铁 1 毫克。阿胶是驴皮熬的胶，是中医滋阴补血的要药，含明胶蛋白、氨基酸，还富含铁、铜等营养素，实验证明有加速红细胞、血红蛋白生成作用。但大肠含胆固醇高，因此不适宜肥胖和高脂血症患者食用。

菇腿鱼

【材料】

鲫　鱼　　250 克
香　菇　　6 克
火　腿　　10 克
调　料　　适量

【用法】

(1) 将香菇发涨切成粒，火腿洗净切成片。

(2) 将活鲫鱼剖去内脏，不去鳞，在开水中烫一下，冲洗干净，放在盘中，鱼鳞面朝上。

(3) 将香菇粒、火腿片放在鱼面上，将姜丝和葱丝各 3 克、食盐 2 克放入，在旺火上蒸熟即成。佐餐食用，吃时最好加点醋。

【功效】

鲫鱼配香菇、火腿，味道鲜美，能刺激食欲，开胃醒脾，使患者食量增加，可摄取补血所需的全部营养。鲫鱼本身营养也丰富，每百克含蛋白质17.1克、脂肪2.7克、碳水化合物3.3克、维生素A17微克、维生素$B_1$0.04毫克、维生素$B_2$0.09毫克、维生素E0.68毫克、尼克酸2.5毫克、铁1.3毫克、铜0.08毫克，还含维生素B_{12}，与香菇、火腿搭配更能充分发挥补血的作用。

番茄炒鹅肝

【材料】

番　茄　　150克

鹅　肝　　100克

大豆油　　20毫升

调　料　　适量

【用法】

（1）将鲜红番茄洗净，撕去皮，切成薄片。

（2）将鹅肝去苦胆、脂膜，洗净后切成薄片。

（3）锅中加大豆油大火烧热，下肝片快炒至半熟，再下番茄片，加酱油5克、醋5克、白糖5克，炒熟即成。佐餐食用。

【功效】

番茄富含维生素C可促使铁吸收，尤其富含番茄红素，有很强的抗氧化作用，保护红细胞不受自由基的损伤。鹅肝营养丰富，每百克含蛋白质15.2克、脂肪3.4克、维生素$A_6$100微克、维生素$B_1$0.27毫克、维生素$B_2$0.25毫克、维生素E5.29毫克、铁7.8毫克。还含叶酸、维生素B_{12}。鹅肝与番茄搭配既味美可口，又补血，特别是对铜、铁都缺乏的贫血，疗效更佳。

红糖蛋猪蹄

【材料】

猪　蹄　　250克

鸡　蛋　　2个

红　糖　50 克

食用醋　10 毫升

生　姜　5 克

【用法】

(1) 选用鲜猪蹄去毛、蹄壳，刮干净。

(2) 锅中加水 800 毫升，放入生姜、红糖、醋，下猪蹄，先大火煮沸，再小火炖至猪蹄烂熟即成。佐餐，分多次吃完。

【功效】

本方补血丰体，对长期贫血、身体消瘦者适宜。猪蹄每百克含蛋白质 22.6 克、脂肪 20 克、维生素 A3 微克、铁 1.1 毫克。鸡蛋每百克含蛋白质 12.8 克、维生素 A310 微克、铁 2.8 毫克，还含叶酸、维生素 B_{12}，所以两者搭配可治疗各种贫血。因本方富含蛋白质、脂肪和糖，所以常吃可使身体消瘦者增加体重。太瘦的人需要丰满，此方十分相宜。若体胖而又贫血者，则不相宜。

姜汁黄鳝饭

【材料】

黄　鳝　150 克

大　米　100 克

姜　汁　20 毫升

【用法】

(1) 鲜活黄鳝剖去肚肠，去骨，取肉切丝。

(2) 大米淘净后在铁锅中焖煮，将熟时，把鳝丝拌食盐 2 克和姜汁，放在饭上，加盖焖至饭熟即成。代主食吃用。

【功效】

本方有健脾补血的功效。中医认为“脾主四肢”，脾虚则食少，四肢无力。鳝鱼配姜汁既健脾又补血。黄鳝每百克含蛋白质 18 克、脂肪 1.4 克、碳水化合物 1.2 克、维生素 A50 微克。黄鳝还含鳝鱼素，能降血糖，对贫血而又兼糖尿病者最适宜。

白细胞减少症和粒细胞缺乏症

白细胞是血液中的一种血细胞，主要是由骨髓制造出来的。白细胞的功能是吞噬杀灭外来病毒细菌，防止感染，对人体起保护作用。白细胞有许多种，其中中性粒细胞抗感染的能力最强。

在血常规检查时，如果白细胞计数持续低于 4×10^9/升（正常值一般是 4×10^9～10×10^9/立升），白细胞中的中性粒细胞百分数正常（50%～70%）或稍减少时，称为“白细胞减少症”。若中性粒细胞绝对数低于 1.5×10^9/升时，称为“粒细胞减少症”。若粒细胞绝对数低于 0.5×10^9/升时，则称为“粒细胞缺乏症”。

白细胞减少症最为常见。其原因与病毒感染，放射性物质的损伤（如 X 光照射、放射疗法等），化学药物（如他巴唑类抗甲状腺药、抗癫痫类药，氯霉素、磺胺等抗菌素，解热镇痛的安乃近、氨基比林等）以及饮食中的营养素缺乏有关。食疗药膳治疗此症效果比较满意。

粒细胞减少症和粒细胞缺乏症，除与白细胞减少症的病因相同外，有的还与遗传基因有关，如婴儿遗传性粒细胞减少症、家族良性粒细胞减少症。

粒细胞减少症治疗较难。发病率随年龄而上升，女性多于男性。年龄大者或有其他脏器疾病者，病死率较高。食疗药膳对此只起辅助治疗作用。

白细胞减少症常见有乏力、头昏、精神委靡、食欲减退等症状。有的什么症状也没有，只有体检时才发现此症。白细胞减少的患者还容易反复感冒。

粒细胞减少或缺乏，起病急骤，不像白细胞减少症多数呈慢性过程。粒细胞缺乏易出现高烧、口腔溃疡、呼吸道和泌尿道严重感染，还容易发生败血症。造成本病的主要诱发因素如用过化学药物、抗癌药物，接触过放射性元素等。

本病应针对患者的病情，选用以下回升白细胞、粒细胞的食疗药膳。

芪贞饮

【材料】

黄　芪　　60 克

女贞子　　30 克

蜂　蜜　　10 克

【用法】

(1) 将黄芪洗净后切片，女贞子洗净。

(2) 将此两药同入沙锅，加水 1000 毫升，先大火煮沸，再小火煎煮 30 分钟以上，去药渣，取药液，调入蜂蜜即成。当饮料饮用，1 日分多次饮完，连饮 8 周以上。

【功效】

放疗、化疗是当前引起白细胞减少症和粒细胞缺乏症的最常见的原因，本方有抗辐射、抗化学药物（如环磷酰胺）副反应的功效，防止白细胞下降，并能回升白细胞（含粒细胞）。据研究，黄芪有抗病毒、防止病毒侵入人体的作用。用黄芪煎液滴鼻能有效地预防感冒的发生。动物实验证明，黄芪能增加动物白细胞总数和粒细胞的数量，并能改善细胞的营养和能量代谢。女贞子含齐墩果酸，也能防止放疗、化疗引起的白细胞减少。中医认为放疗、化疗损伤人体的气阴，黄芪补气，女贞子养阴，本方气阴两补，所以待别适宜于放疗、化疗引起的白细胞减少症。对不明原因的白细胞减少症也有疗效。

黄精苡仁粥

【材料】

女贞子　　30 克

黄　精　　30 克

苡　仁　　30 克

【用法】

(1) 中药店购女贞子、黄精，洗净后入沙锅加水 500 毫升，煎煮两次，取两次煎液合并约 500 毫升。

(2) 用煎液与苡仁煮成稀粥即成。每天吃此 1 剂，连吃 8 周以上。

【功效】

白细胞是由骨髓生成的，但白细胞的生存需要原料，即各种营养素。本方能提供蛋白质、氨基酸、B 族维生素等生成白细胞所需要的多种营养素。黄精、苡仁又有健脾功效。只要消化吸收功能正常，便可摄取食物中的营养素。所以本方适宜于消化力差而引起营养不良所致的白细胞减少症。黄精含黄精多糖，苡仁含苡仁多糖，都有抗辐射作用，能防治放疗、化疗引起的白细胞减少。

紫河车粥

【材料】

鲜胎盘　30 克
猪瘦肉　30 克
糯　米　50 克
生　姜　5 克
食　盐　适量

【用法】

（1）将鲜胎盘去淤血块，反复洗净，切成细条（无鲜胎盘，可以去中药店购紫河车干品 10 克研成末）。

（2）将猪瘦肉洗净后切成丁，生姜 5 克切成粒。

（3）用铁锅煮糯米粥，煮沸即下猪肉丁、胎盘条（或紫河车粉）、姜粒、食盐，再煮至粥稠即成。早餐代部分主食吃，或加餐食用。每天 1 次，连吃两个月以上。

【功效】

白细胞减少症和粒细胞缺乏症的慢性阶段，主要表现为气阴两虚症，患者出现全身乏力、低热、咽干喉痛等症状；或气血虚症，患者出现头昏心悸、气短乏力、食少纳呆、面色萎黄等症状。紫河车（即胎盘）大补气血，猪瘦肉和糯米养阴益气补血。所以本方对气血不足或气阴两虚的白细胞减少症和粒细胞缺乏症都有一定疗效。

四君鸭

【材料】

老　鸭　1 只

潞党参　30 克
白　术　15 克
茯　苓　15 克
炙甘草　6 克
料　酒　10 毫升
食　盐　3 克
老　姜　2 块

【用法】

(1) 将老鸭宰杀，去净毛和去内脏、脚皮及爪、嘴甲。

(2) 将潞党参等 4 味中药填入鸭腹后缝上，放入大沙锅中，加水 2000 毫升，大火煮沸后打去浮沫，加入料酒、食盐、老姜，改小火炖至鸭肉烂熟。

(3) 吃鸭肉喝汤，此 1 剂分两天多次吃完。

【功效】

老鸭是滋阴补血的佳品，每百克鸭肉含优质蛋白质 15 克、脂肪 1.5 克、碳水化合物 4 克、维生素 B_1 0.01 克、维生素 B_2 0.07 克、尼克酸 4.2 毫克、铁 4.3 毫克、锌 2.77 毫克、铜 0.18 毫克、锰 0.08 毫克、硒 15.95 微克。这些营养成分都有利于骨髓制造白细胞等血细胞。党参、白术、茯苓、甘草是著名的"四君子"，有健脾益气的功能，与鸭肉搭配，共起到气阴双补、气血双补的作用。所以本方对气阴不足或气血两虚的白细胞减少症和粒细胞缺乏症都有一定疗效。

芪血鸡汤

【材料】

生黄芪　60 克
鸡血藤　30 克
乌骨鸡　1 只
料　酒　10 毫升
食　盐　2 克

【用法】

(1) 将内蒙古产的上等黄芪洗净切成薄片，云南昆明产的鸡血藤洗净切片。

（2）选两斤以上乌骨鸡，宰后去毛及肚肠（留下心脏、肝脏），褪去脚皮和爪、嘴甲，洗净鸡身内外，将黄芪、鸡血藤片填入鸡腹并缝上，入大沙锅，加水淹住鸡身并使水面高出3厘米左右，先大火煮沸，去浮沫，加料酒、食盐，再小火炖至鸡肉烂熟，捞出药渣。

（3）吃鸡肉喝汤，1只鸡分3天多次吃完。吃时汤中可加几滴醋。

【功效】

黄芪补气生血，鸡肉提供造血所需的一切营养素，昆明鸡血藤为豆科植物——香花崖豆藤的藤茎，性味辛甘温，能补血活血，特别是对放射引起的白细胞减少，有显著的疗效，对抗癌药物引起的白细胞减少也有疗效。

人参冰糖饮

【材料】

生晒参　　6克

冰　糖　　5克

矿泉水　　250毫升

【用法】

（1）将生晒参洗净后切成薄片。

（2）将晒参片入沙锅，加矿泉水，先大火煮沸，放入冰糖，再小火煮30分钟即成。

（3）当饮料用，每次饮20～30毫升，从早上到午后4小时饮完，并将参渣嚼服。连饮1个月以上。

【功效】

癌症患者放疗、化疗后常引起白细胞减少。如果患者同时出现短气懒言、精神困乏、无力以动、动辄出汗、血压偏低等症，适宜于饮用本方。生晒参（属于人参的一种，比红参、高丽参价廉，且少上火）大补元气，能兴奋神经系统，促进新陈代谢。

疲劳综合征

疲劳综合征即慢性疲劳综合征（CFS），是指慢性疲劳引起的全身不适的症候群，如精神委靡、手足酸软，或全身无力而酸痛，或头痛头昏、注意力涣散、工作效率极低等衰弱性表现。日本学者称为“枯竭综合征”，多由于超负荷劳累，激烈竞争，高度紧张，心理压力大，加之营养失衡，使人精疲力竭，从而出现身心过度疲惫的种种症状。这是介于生理性疲劳（休息后可以恢复）和病理性疲劳（如慢性肝炎、癌症、糖尿病等引起）之间，类似于“亚健康状态”，在程度上超过生理性疲劳，但又无内脏器官的病变。

现代社会竞争激烈，疲劳综合征患者越来越多。对本病，西医尚无良策，食疗却有良方。

人参汤圆

【材料】

高丽参　6 克

糯米粉　100 克

红砂糖　30 克

鲜玫瑰　1 朵

【用法】

（1）选购高丽参（吉林长白山红参、生晒参均可），切片放入杯中用少量温水浸泡一夜，第二天隔水蒸半小时。

（2）用鲜玫瑰花与红砂糖同捣，做成汤圆馅。

（3）将糯米粉加适量的水揉搓成汤圆，按入玫瑰红糖馅，做成 6～12 个乒乓球大小的汤圆，在锅中煮熟后，盛入碗中，倒入人参汁即成。每日晨代早餐，连人参一起吃。

【功效】

疲劳综合征属于中医称的“气虚症”，需补元气。高丽参或红参、生晒参统称人参，乃大补元气之品。人参有兴奋中枢神经，抗疲劳、强心等多种作用；玫瑰花芳香提神爽心；红砂糖含丰富的营养成分，并与糯米中的糖提供疲劳之体所需的能量。因而食用人参汤圆有补元气、抗疲劳的良好效果。

黄芪乌鸡煲

【材料】

黄　芪　　60 克

大　枣　　15 克

当　归　　12 克

肉　桂　　5 克

乌骨鸡　　1 只

食　盐　　3 克

【用法】

（1）将乌骨鸡宰杀后去毛和内脏，洗净备用。

（2）将黄芪、大枣、当归、肉桂、乌骨鸡同入沙锅中加水适量，先大火煮沸，打去浮沫，放盐，同时加入料酒 10 毫升，再小火煮至鸡肉烂熟。佐餐食用，吃鸡肉喝汤。

【功效】

疲劳综合征患者，有的表现为气血不足，所以本方用著名的当归补血汤（黄芪、当归）加肉桂温补气血，配乌骨鸡增强滋补作用。现代研究表明，黄芪有抗疲劳作用；当归富含的维生素 B_{12} 和铁，有补血作用；大枣被称为“活维生素丸”，富含白蛋质；肉桂有强心、兴奋中枢神经的作用。诸药与滋补强壮的乌骨鸡配合，能发挥显著的抗疲劳功效。

山药鳗鱼

【材料】

山　药　　50 克

鳗　鱼　　1条
料　酒　　10毫升
鸡　精　　1克
食　盐　　2克
姜、葱　　各5克

【用法】

(1) 将鳗鱼去肚肠，将山药切片塞入鳗鱼腹中。

(2) 将山药、鳗鱼装入碗中，加上料酒、食盐、姜、葱，上笼蒸熟，出笼后撒上鸡精。佐餐食用。

【功效】

鳗鱼又名鳗鲡、白鳗、青鳝、河鳗，性味甘平，有补气血、壮筋骨的功效。山药有健脾益气的功效。两者相配，气血双补，促使肌肉结实、筋骨强健，疲劳即可恢复。

抑郁症

抑郁症，又名忧郁症、情感性精神病。本病有失眠、早醒、情绪低落、悲观失望、郁郁寡欢、常躺着不语等症状，易被误认为神经衰弱。有学者认为与大脑某部分缺损有关，也与社会竞争激烈，生活、工作压力大关系密切。专家们指出，抑郁症是21世纪夺去人生命的主要杀手。据国外统计，有25％的抑郁症患者因自杀而丧生。抑郁症患者多消极厌世，有自杀念头，并会以各种形式向家人或亲朋透露，这是与神经衰弱的重要区别。

最新研究发现，抑郁症的发病与饮食关系密切。精神病患者的细胞膜容易被动物脂肪破坏，尤其是大脑细胞膜易被破坏而加重其病情。色氨酸含量低，是诱发本病的重要原因。因而食疗对本病有较好的辅助治疗作用。病情较重者需以抗抑郁药和心理疗法为主，以食疗为辅。

黄花木耳汤

【材料】

金针菜　30克

猪瘦肉　50克

水豆粉　10克

酱　油　5毫升

黑木耳　6克

鸡　精　1克

【用法】

(1) 将金针菜干品（鲜品有毒禁用），用清水泡发后，洗净；黑木耳用温水泡发；猪瘦肉切成丝，拌水豆粉。

(2) 锅中加水适量，烧开后下肉丝、金针菜、黑木耳、酱油，再煮3～5分钟即起锅，放鸡精即成。佐餐食用。

【功效】

本方有健脑安眠，忘忧解郁的功效。方中金针菜即黄花菜，古称萱草。早在晋代嵇康就指出“萱草忘忧”。近年临床和实验都证明金针菜有镇静安眠作用而无西药镇静安眠药的副作用。日本人称金针菜为健脑菜，为健脑的首选食品。金针菜配黑木耳有很好的降血脂功效，能防止动物脂肪类食物对大脑细胞膜的损害，因而是抗抑郁症的美味佳肴。

麻油豆腐皮

【材料】

芝麻油　15毫升

豆腐皮　50克

酱　油　5毫升

芥　末　3克

【用法】

(1) 将豆腐皮在沸水中煮5分钟左右，捞起切成丝条，放盘中。

(2) 将豆腐皮丝与酱油、芝麻油、芥末拌匀即成。佐餐食用。

【功效】

本方能补充丰富的色氨酸。方中各食物色氨酸的含量（每百克）：豆腐皮588毫克、芝麻油367毫克、酱油43毫克、芥末300毫克。吃此一盘食物就可补充人体所需的足够的色氨酸。科学家发现色氨酸含量低是诱发抑郁症的重要原因，食用富含色氨酸的食物或饮料，抑郁症能很快得到控制。因为色氨酸能提高5-羟色胺的水平，从而能使人心情愉快。富含色氨酸的食物还有甘肃产的花豆，每百克红花豆含色氨酸986毫克、每百克紫花豆含色氨酸880毫克。此外，黑大豆每百克含色氨酸622毫克、南瓜子仁每百克含色氨酸638毫克、鱼片干每百克含色氨酸653毫克。抑郁症患者平时宜轮流选吃，可有效地防止其病发作。

香蕉拼盘

【材料】

葡萄干　10克

橙　子　　4瓣

香　蕉　　1只

红苹果　　1个

【用法】

(1) 将香蕉剥去皮，切成厚圆片，置盘中。

(2) 葡萄干用热水泡开，捞起放在盛香蕉的盘中。

(3) 橙子剥取肉瓣4个，放入香蕉盘中。

(4) 红苹果以开水烫后，放盘正中。也可摆成自己喜欢的图案。

【功效】

香蕉含有使人开心的物质，属一种氨基酸，能帮助人体制造“开心激素”。专家指出45%精神抑郁的人，大脑里缺乏“开心激素”。所以多吃香蕉会使精神抑郁的人开朗乐观。另外，香蕉含维生素B，有减轻压力和安定情绪的作用。香蕉、葡萄、苹果、橙子都富含矿物质镁，能减轻忧郁症状。尤其是苹果的香味能使人消除忧郁，减轻压抑感。

玫瑰花烤猪心

【材料】

鲜玫瑰花　　6朵

鲜猪心　　1个

鸡肉汤　　200毫升

【用法】

(1) 将猪心去脂膜，洗净，切成小块。

(2) 将鲜玫瑰花捣烂。

(3) 将猪心块用铁签穿着在火上烤，边蘸玫瑰花汁边烤，直至烤熟。边烤边吃，用鸡汤送下。

【功效】

玫瑰花芳香馥郁，花美色艳。观花闻香即叫人开心。玫瑰花烤猪心，使香味沁人心脾而起解郁舒心的作用。用鸡汤送吃猪心，一是增加食物的鲜味，二是鸡汤和猪心都富含酪氨酸，酪氨酸能提高大脑中的多巴胺和肾上腺素，会使人充满活力和激情，克服悲观厌世的情绪。本食品若病人在家中调养，最好每天上午病人自做自吃，自然妙趣横生，开开心心。

勃起功能障碍

勃起功能障碍（ED），中医称为"阳痿"，即男子阴茎（阳物）性交时坚挺不起来。我国某权威部门曾调查显示，内地40～59岁患阳痿者达32.8%，60～69岁的人有74.2%患阳痿，70岁以上阳痿患者达86.3%，约有1亿人患有不同程度阳痿。因此国家计划生育委员会将每年的10月28日设为"男性健康日"，以此提醒全社会关注男性生殖健康。

现在美国伟哥（万艾可）风靡全球，说明男子阳痿是世界性的问题。伟哥效果虽好，但副作用不小。这里特为你献上以下若干种食物"伟哥"。食物"伟哥"虽无立竿见影之效，但效力持久，不但无任何毒副作用，且能强身健体。

韭菜炒虾仁

【材料】

韭　菜　　100克

海虾仁　　30克

玉米油　　20毫升

食　盐　　2克

【用法】

（1）将新鲜韭菜洗净，切成寸许长，沥干水分。

（2）将海虾仁洗净。

（3）将锅中玉米油烧热，下海虾仁，大火炒匀后下韭菜，放盐，炒熟即成。佐餐食用，每日1次，常吃。

【功效】

本方主治男子肾阳虚之阳痿。阴茎不能勃起或起而不坚、平时畏寒肢冷、喜热恶凉、舌质淡、尿清长者，就属于"肾阳虚"。温肾壮阳，使肾阳健旺，才能治疗肾阳虚之阳痿。韭菜性味甘温偏热，有补肾壮阳的功效。

现代医学研究表明，韭菜含有丰富的矿物元素硫。硫是维持人体细胞最佳功能的物质。阴茎勃起功能障碍，就是阴茎海绵体平滑肌细胞不能维持最佳功能引起的，而硫元素可使其回复到最佳功能状态。中医认为硫能补命门火。命门火就是肾阳。命门火旺，全身充满活力，虽然进入高龄仍能保持青春活力。海虾米含蛋白质最丰富，每百克达43.7克，另含钙555毫克，含硒高达75.4微克。海虾仁所含的蛋白质是优质蛋白质，是性激素、精液、精子的重要原料。微量元素硒又是生精元素。钙能促使阴茎海绵体平滑肌松弛，阴茎血管充盈，有利于阴茎勃起，所以海虾仁有壮阳的作用。

龙马童子鸡

【材料】

虾　仁　　15克
海　马　　10克
仔公鸡　　1只
葱　段　　5克
生　姜　　5克
调　料　　适量

【用法】

(1) 将童子鸡（仔公鸡重250克左右）宰杀后，去毛和内脏，洗净置盆中。

(2) 将海马、虾仁用温水洗净，泡10分钟，放在鸡肉上，加葱段、生姜、骨头汤100毫升，上笼蒸至烂熟。

(3) 用豆粉（淀粉）勾芡，加鸡精1克、食盐2克，在小铝锅中烧开收汁，浇在鸡肉上即成。间日吃1只鸡，分多次佐餐食用。海马亦宜吃下。

【功效】

本方童子鸡肉嫩质细，阴阳两补。虾仁、海马虽然壮阳，但不刚烈燥热，不耗伤阴液。因而本方对肾阳虚的阳痿和肾阴虚的阴痿以及肾阴阳两虚的阳痿都适宜。

虾仁，指海虾米，因富含优质动物蛋白质和维生素 E、微量元素硒，所以有生精壮阳作用。虾之外形与龙相似，所以本方的“龙”，实是指海虾。而本方中的“马”，是指海马。海马可活血化淤且富含钙，还含有雄激素样物质，所以有壮阳作用。

单鞭救主

【材料】

牛　鞭　　1个

羊　肉　　100克

鸡　肉　　300克

枸杞子　　30克

菟丝子　　15克

肉苁蓉　　30克

调　料　　适量

【用法】

(1) 将牛鞭（公牛阴茎及睾丸），用温水浸发涨，去净表皮，顺尿道对剖成块，将睾丸也剖开，用清水洗净后，放入沸水中氽一下，去腥膻味，捞入凉水中漂洗，待用。

(2) 将加工后的牛鞭放入锅中，加清水2000毫升，煮沸后撇去浮沫，加花椒5克，老姜、料酒各10克，加入鸡肉、羊肉，再大火煮沸；滤去汤中花椒、姜，再置火上，加入装有枸杞子、菟丝子、肉苁蓉的纱布袋（扎紧袋口），继续煨炖至牛鞭酥烂为止。

(3) 将牛鞭、羊肉、鸡肉捞出，切成细条，加食盐2克，冲入热汤即可食用。每日1次，每次吃肉100克，喝汤1小碗。

【功效】

本方取名“单鞭救主”，是借用唐代猛将尉迟恭单鞭独骑杀入重围，解救被围困的唐太宗的故事，比喻本方能使人大振雄风、威力无穷。方中牛鞭既含优质蛋白，又富含雄性激素，有使阴茎勃起坚硬之效。牛鞭与羊肉、鸡肉搭配，滋补肾精之力更强。方中枸杞、菟丝子、肉苁蓉都是强性生精的中药。

罗汉大虾

【材料】

对　虾　　6对

鱼　肉　　60克

玉米粉　　15克

鸡蛋清　　1个

豌豆苗　　12根

油菜叶　　适量

面包渣　　适量

调　料　　适量

【用法】

（1）将对虾去头、壳、肠，留身尾，挤干水分，撒些鸡精，两面蘸玉米粉，再放在蛋清中蘸一下，最后把虾背面蘸上面包渣，码在盘子里。

（2）将鱼肉（鲤鱼、草鱼、鳜鱼均可）剁成肉泥，再用蛋清、玉米粉、鸡精、盐将其拌成糊，抹在对虾上。

（3）将锅中菜油烧热，将加工好的虾放在油锅中炸熟；豌豆苗、油菜叶分别在开水锅中焯一下，将油菜叶铺盘底，码上炸的对虾，每对对虾上放一根豆苗，便成了一道色香味形俱佳的罗汉大虾。佐餐食用，每日1次。

【功效】

对虾是虾中较名贵者，对虾营养丰富，每百克含优质蛋白质18.6克、脂肪0.6克、维生素A15微克、维生素$B_1$0.01毫克、维生素$B_2$0.11毫克、维生素E3.92毫克、锌2.38毫克、硒33.72微克。对虾所含的蛋白质、维生素E、锌、硒都有增强性功能，治疗阳痿的作用。所用豌豆苗、油菜叶也富含维生素E，是治疗性功能衰退的有效食品。

虫草炖水鸭

【材料】

冬虫夏草　　12克

水　　鸭　　1只

食　　盐　　2克

米　　醋　　3毫升

【用法】

(1) 将水鸭宰后去毛和内脏，洗净；将虫草洗净放入鸭腹内，用竹签缝好鸭腹切口。

(2) 将鸭（填好虫草后）放入瓷盆，加水约200毫升，入盐、米醋，加盖隔水煮至鸭肉烂熟即成。吃肉、虫草，喝汤。分两日多次吃完。

【功效】

虫草炖水鸭是一道药膳名菜。虫草名贵胜于鸭，鸭肉味鲜胜于虫草。虫草全名冬虫夏草，清代著名的医药学家赵学敏在《本草纲目拾遗》中记载，虫草有补肺益肾，治阳痿、遗精的功效。虫草虽然性甘温，但服之不会上火，与属甘寒的鸭肉相配，则专起养阴生精的作用。鸭被称为“水禽”，“春江水暖鸭先知”，所以又叫“水鸭”。

《日用本草》称鸭能“滋五脏之阴”，属于家禽中的养阴佳品。鸭肉营养丰富，每百克含蛋白质15.5克、脂肪19.7克、维生素A52微克、维生素B_2 0.22毫克、维生素E0.27毫克、微量元素锌1.33毫克、硒12.25微克，这些营养成分都有生精强性的作用。更主要的是鸭与虫草搭配，既养阴生精，又能治疗阳痿。

油炸蚕蛹

【材料】

蚕　蛹　　250克

菜　油　　500毫升

食　盐　　5克

鸡　精　　2克

【用法】

(1) 取蚕蛹，除去杂质，冲洗干净，晾干。

(2) 将锅中菜油烧热，下蚕蛹炸熟后捞起，沥尽油。

(3) 将炸好的蚕蛹拌上食盐、鸡精即成。佐餐食用，每次吃50克，每日

1次。

【功效】

蚕蛹为家蚕蛾的蛹，蚕吐丝结茧，蚕在茧里就变成蛹，蛹变成蚕蛾。蚕蛹营养价值很高，富含增精强性的物质，每百克含蛋白质21.5克（高于牛肉、羊肉）、脂肪4.3克、维生素$B_2$0.23毫克、维生素E9.89毫克、锌6.17毫克、硒11.1微克。

中医古书说蚕蛹能“益精气，壮阳事，令人交接（性交）不倦”。对中老年人的阳痿，无论是阴虚还是阳虚都有一定疗效。蚕蛹含高蛋白、低脂肪，对动脉硬化、胆固醇高的人，还有降胆固醇，防治动脉硬化的作用。蚕蛹味美效高，常食，“痿哥”会变成“伟哥”。

枸杞蒸乳鸽

【材料】

乳　鸽　　1只

枸杞子　　15克

蜂　蜜　　30克

【用法】

（1）取乳鸽，去毛和内脏，枸杞子洗净。

（2）将乳鸽盛于盘中，上放枸杞子，淋上蜂蜜，上笼蒸熟即成。每日晨起空腹吃1只乳鸽，连枸杞子、汤汁全吃下。每周吃两次。

【功效】

乳鸽是家鸽孵出不久的幼鸽，肉质细嫩，含丰富蛋白质和微量元素锌，是滋补肾阴的妙品。乳鸽阴中含阳，生机旺盛，所以有养阴兴阳功效。鸽肉含增精强性的营养成分，每百克含蛋白质16.5克、脂肪14.2克、维生素B_2 0.2毫克、维生素E0.99毫克、锌0.82毫克、硒11.08微克，尤其富含促进精液生成、增强性功能的天门冬氨基酸达1739毫克。

枸杞子既能滋养肝肾之阴，又能兴阳起痿。古有“离家千里，勿食枸杞”之说，说明兴阳起痿作用较强。现代医学研究表明，枸杞子还有显著的降血糖作用；鸽肉，古代常用来治“消渴”（即今所称的糖尿病）。因此两者搭配，对糖尿病合并阳痿患者来说，可谓一举两得。糖尿病患者可不用蜂蜜调味，吃枸杞子、乳鸽自然之味，也甚鲜美。

首乌龟肉

【材料】

乌　龟	1只（约500克）
仔母鸡	1只（约1000克）
制首乌	100克
红砂糖	100克
白胡椒	9克
料　酒	10毫升

【用法】

(1) 将活龟在开水中烫死，去头、脚、硬壳，留腹甲（龟板），去内脏，取龟肉斩细。

(2) 宰杀未生蛋的仔母鸡，去毛及内脏，将制首乌洗净后切片。

(3) 将龟肉、制首乌、白胡椒、红砂糖填入鸡腹，置沙锅中加清水3000毫升，料酒10毫升，放入龟板，先大火煮沸后撇去浮沫，再小火炖至龟肉、鸡肉烂熟，去制首乌渣。吃肉喝汤，分3天吃完，每半月吃一次。

【功效】

如今青壮年阳痿的患者较多，皆因沉迷于夜生活，泡酒吧，吃香喝辣，频繁淫逸，致使精伤液耗，从而形成肾阴虚的阳痿。怎么知道阳痿属于肾阴虚呢？肾阳虚患者主要症状除阳痿外，还有手足心热、心烦躁、盗汗、多梦遗精、舌质红、舌苔黄而少津液，重者舌红光无苔。阴虚就宜补阴，龟肉是滋补肾阴的最佳食物，龟板更是中医常用的养阴清虚热的妙品。制首乌滋阴补肾；龟肉性凉，富含蛋白质、维生素E和微量元素锌，有很强的滋养阴茎的作用；仔母鸡也是养阴的。龟肉与仔母鸡搭配，养阴之力更强，辅以性温的白胡椒、红砂糖，一是为了调味，二是为了引导所补的阴茎发挥壮阳起痿的作用。

中医配方，讲究君臣佐使的配方原则。君是主药，本方制首乌、龟肉为君；臣是辅助君的，本方仔母鸡为臣；佐药一是辅君药发挥作用，二是防止君药的副作用，本方白胡椒为佐药，既可防止龟肉的滋腻，抑制阳气，又可引导龟肉、鸡肉所补的阴精进入肾经，使阴茎勃起。所以白胡椒同时又是使药。使药就是引经药，起引导开路的作用。不要小看中医的配方原则，中药复方之所以作用大，副作用小，就是按照这个原则配方的。食疗方既然称之为方，也应遵照中医配方原则，这样才能充分发挥食疗的作用，取得预期的疗效。

癌　症

癌症，就是恶性肿瘤，死亡率极高。引起癌症的原因很多，有环境污染、精神心理因素、基因变异、人体免疫功能降低等，最新的认识是“癌从口入”。英国科学家专门研究了饮食与癌症的关系，结果表明：“所有证据凑在一起，结论仍是饮食。”世界癌症基金研究会和美国癌症研究所研究结果表明，2/3 的癌症是由饮食不当造成的。世界卫生组织宣布，人类定将攻克癌症。根治癌症最有希望的是食疗药膳。这里介绍几个食疗方，希望能帮助癌症患者减轻痛苦。

饭汤冰糖慈姑糊

【材料】

鲜慈姑	5 个
冰　糖	10 克
饭汤（米汤）	200 毫升

【用法】

（1）将鲜慈姑洗净，去皮捣烂，加入饭汤碗内，放入冰糖。锅内加清水适量，将碗内慈姑放入锅内，蒸 20 分钟至成糊状即成。每日早晚各 1 次。

（2）病人食量小者，宜减平时食谱的主食量，或以此代替主食。

【功效】

本方主治胃癌、食道癌食。慈姑含蛋白质、脂肪、糖类、无机盐、维生素等营养成分，有开胃下食等作用，所含维生素 C 能抵制致癌物亚硝胺在体内形成；饭汤即米汤，富含 B 族维生素，可调整肠胃功能；冰糖能养胃生津。3 味食物配合对胃癌、食道癌出现口干舌燥、津液不足、大便干结者有效。

无花果炖猪瘦肉

【材料】

猪里脊肉　　100 克

无 花 果　　60 克

精　　盐　　1 克

生　　姜　　2 克

【用法】

(1) 将猪里脊肉洗净、切碎，生姜洗净、切片。

(2) 锅内加入清水，放入猪肉、生姜、无花果，用小火煨至猪肉烂熟，放入精盐调味即成。吃肉喝汤，早晚服用，佐餐或加餐均可。

【功效】

本方主治胃癌、食道癌、肠癌等癌症。无花果具有明显的抗癌、防癌、增强人体免疫功能的作用。无花果含串富的氨基酸及抗癌活性元素硒、镁、锰、硼等，其中含氨基酸至少有 17 种。与猪瘦肉配合，起益气养血、扶正抗癌作用。

大蒜炖生鱼

【材料】

独头大蒜　　50 克

生 鱼 肉　　50 克

【用法】

(1) 将大蒜去皮，生鱼宰后去肚肠洗净。

(2) 蒜、鱼肉入沙锅，加入 250 毫升水，炖至鱼烂熟即成，不加盐味，每日或隔日 1 次，吃鱼喝汤。

【功效】

本方主治肝癌、胃癌。生鱼又名乌鱼、乌棒、黑鱼，性寒，补脾养肝。生鱼含丰富蛋白质、维生素 A 和微量元素锌、硒等，有抗癌作用。

大蒜含大蒜素，山东医科大学研究发现，大蒜能阻断人体内亚硝胺合成，论证了大蒜具有防癌、抗癌作用。能生吃大蒜者，生吃最好，每天饭前吃1瓣大蒜。不能生吃者蘸醋吃亦可。身体虚弱者则宜常吃大蒜炖生鱼，补虚抗癌。

夏枯草海带煲猪瘦肉

【材料】

猪瘦肉　　100克

夏枯草　　30克

海　带　　50克

陈　皮　　10克

精　盐　　2克

【用法】

（1）夏枯草洗净，猪瘦肉洗净，切成薄片；海带洗净切成细丝。

（2）先将夏枯草加水2000毫升，煎取药汁1500毫升，用药汁与海带、肉片同煮至熟，加精盐、陈皮煮约1分钟即成。每天吃1～2次，吃菜喝汤，当菜佐餐，可连续吃。

【功效】

本方主治肝癌肿块较大者。夏枯草有清肝热、散结的功效。现代医学研究认为，夏枯草能抑制动物某些移植性肿瘤的生长。故在治疗肿瘤的中药配方中，常加入夏枯草。

海带所含“U-岩藻多糖”能够诱导癌细胞自杀，且不会影响正常细胞。食用海带居日本之首的冲绳县，癌症发病和死亡率一直很低。夏枯草、海带相配，对肝癌肿块大者可望变小。海带煮汤或海带排骨汤、海带炖鸭子，为广谱抗癌剂，可作为各种癌症的辅助疗法。

香菇胡萝卜

【材料】

香　菇　　100克

酱　油　5 毫升
香　葱　10 克
胡萝卜　30 克
生　姜　8 克
菜　油　15 毫升
鸡　精　3 克
猪　油　15 克

【用法】

(1) 香菇用热水发涨。去蒂撕成小块；胡萝卜洗净，切成薄片；葱洗净，切成葱花；姜切成细丝。

(2) 锅置火上，倒入猪油、菜油，待烧至七成熟时，下葱、姜炒出香气，下胡萝卜、酱油炒匀，接着加入约 400 毫升清水（或米汤），下香菇焖烧，至熟时，再下鸡精炒匀即成。佐餐当菜吃。

【功效】

本方中的香菇含有大量维生素以及人体所必需的 8 种氨基酸中的 7 种和 30 多种酶。其含有的一种葡萄糖成分，能提高人体抗癌能力和增强免疫功能。

胡萝卜中的 B-胡萝卜素进入人体消化道后，能增强人体的抗癌能力。这是因为经过消化的胡萝卜，可转化为维生素 A，而维生素 A 不仅对眼睛和皮肤有保健功能，还对胃癌、膀胱癌、结肠癌、乳腺癌、肝癌等均有明显抑制作田。而且，胡萝卜素还含有维生素 C 和木质素等多种成分，这些成分同样具有抗癌功效。在日本胡萝卜被视为“蔬菜之王”，在美国胡萝卜被认为是蔬菜中的健康使者。美国科学家经过多年的观察发现，经常吃含有胡萝卜素食物的人，得肺癌的几率将减少 40%。

白莲全鸭

【材料】

水发墨鱼　50 克
骨 头 汤　200 毫升
嫩 公 鸭　1 只
化 猪 油　100 克

白莲米　50克
水豆粉　10克
香　油　15毫升
姜　片　10克
鲜蘑菇　50克
料　酒　8毫升
葱　白　40克
胡椒粉　2克
枸　杞　30克
精　盐　3克
鸡　精　适量

【用法】

(1) 将白莲米洗净，泡涨，用纱布包紧备用。

(2) 将鸭宰杀后去毛洗净，从背部下端开口，取出内脏，从颈部开口取出鸭舌及喉管，用清水洗净鸭口腔，去掉嘴壳粗皮，去足，割去鸭肛，投入沸水锅内煮断血，捞出，将鸭颈、鸭翅盘于背部，装入大瓷碗内，加入料酒5毫升，胡椒粉1克，掺入骨头汤（用清水也行），放入白莲米（纱布包），入笼蒸至鸭肉烂熟。

(3) 将蘑菇洗净，去蒂，切成片；水发墨鱼入沸水中煮透，切片；葱白洗净，切成段。

(4) 锅置火上，下化猪油烧至六成熟，投入葱、姜、蘑菇快炒片刻，加入骨头汤烧沸，撇去浮沫，下胡椒粉、料酒、精盐。将笼内碗取出，将蒸鸭原汁倒入锅内，并取出白莲米，放入锅内。把蒸鸭胸部向上，放于12寸的窝盘内。锅内加热收汁调味，放入墨鱼，勾水豆粉，待汁浓时，下枸杞、鸡精、香油混匀后，把汁淋于鸭上即成。每周吃1次。

【功效】

本方主治肺癌患者阴虚贫血、脾虚便溏、肾虚膝软。鸭肉、墨鱼滋阴补肾，含有丰富的蛋白质和微量元素锌、硒等，能提高免疫功能，增强抗癌能力。白莲米、枸杞、蘑菇含有有机锗，能有效地夺取癌细胞中的氢离子，从而抑制癌细胞的繁殖和扩散。蘑菇还含有一种干扰素诱导剂，能干扰癌细胞的代谢。所以本方有扶正抗癌的作用。

苡仁山药烧蹄筋

【材料】

干猪蹄筋　50克

高　　汤　500毫升

去皮冬笋　50克

化 猪 油　100克

熟 猪 肚　50克

胡 椒 粉　1克

苡　　仁　50克

生　　姜　10克

山　　药　40克

葱　　白　50克

料　　酒　5毫升

鸡　　精　1克

精　　盐　1克

水 豆 粉　5克

酱　　油　适量

香　　油　适量

【用法】

（1）将猪蹄筋洗净，滤干水分；锅内加入化猪油50克和蹄筋，待油温升高，蹄筋由小变大至收缩弯曲，将锅离火，滴入少许清水，使油锅爆涨冲发蹄筋至体积膨胀。将锅置火上再次冲发，捞出蹄筋放入温水中浸泡，使蹄筋发透，再放入水中煮20分钟，然后放入水中漂尽油。

（2）苡仁洗净，煮熟。汁水倒入高汤（骨头汤亦可）内。

（3）冬笋洗净，切成薄片；猪肚切成薄片；葱洗净，切成段；老姜洗净，切成薄片；山药去皮切块。

（4）将蹄筋对剖，切成段；锅置火上，加化猪油50克，烧至六成熟时，投入葱、姜、冬笋快炒，加入高汤（清水也行）煮沸，撇去浮沫，投入蹄筋、苡仁、料酒、胡椒粉、精盐、猪肚、山药共烧至汤汁减半，加入水豆粉收汁，待汁浓稠时，加入酱油、香油、鸡精即成。佐餐当菜。常吃。

【功效】

本方主治肺癌、胃癌等多种癌症。蹄筋含抗衰老防癌的胶原蛋白，具有补益精血、强筋壮骨的功用。山药富含果胶，能诱生干扰素，抑制癌细胞生长和转移。苡仁含苡仁脂，对多种癌细胞有阻止生长及杀伤作用，尤其对肺癌疗效显著。值得一提的是调料中的酱油也有抗癌作用。日本科学家研究发现，酱油有一种抗氧化成分，可消减致癌物质，其效果比维生素C和维生素E强几十倍。

仙鹤蜜膏

【材料】

仙鹤草　　500克

蜂　蜜　　500克

【用法】

(1) 中药店购买或上山采集仙鹤草晒干，洗净，在沙锅中加入1000毫升水，煮沸后小火煎煮，取滤液；剩下的药渣再加入300毫升水，煎煮半小时，取滤液。

(2) 合并两次滤液，在锅中加热浓缩成膏状，再加入蜂蜜炼成稠膏约500克。每日早、晚各用2克，同温开水饮用。

【功效】

本方主治各种癌症，尤治食道癌、胃癌、肝癌。仙鹤草在我国大部分地区都有分布，以西南山区为多见。夏秋采其嫩茎叶可当做菜吃，每百克鲜叶含胡萝卜素11.2毫克，居野菜之冠，是家种胡萝卜的3倍；另含维生素C150毫克，是苹果的40多倍。这两种营养成分都有增强免疫功能和抗癌作用。

脱肛类

脱肛是指肛管和直肠的粘膜层以及整个直肠壁脱落坠出，向远端移位，脱出肛外的一种疾病。中医称脱肛或直肠脱垂。脱肛发病原因与人体气血虚弱、机体的新陈代谢功能减弱、自身免疫力降低、疲劳、酒色过度等因素有关。

本病多见于老人、小孩等久病体虚者和多产妇女。发病之初，患者有肛门发痒、红肿、坠胀等症状，排便后脱出的粘膜尚能够自动收缩。但随着病情加深，患者可能出现大便脓血、脱肛不收，此时则需要用手将直肠托回肛门，甚至严重的咳嗽、打喷嚏均可引起直肠再次脱出。中医将本病分为中气下陷、脾肾阳虚和湿热下注三种类型。

（1）中气下陷型一般在大便后直肠脱出肛门外，甚至咳嗽、行路、站立、排尿时稍用力即脱出，兼见疲倦乏力，气短声低，头晕心悸，食少便溏，舌质淡胖，苔薄白，脉弱无力。宜食益气健脾之品，忌食清凉滑泄之食物。

（2）脾肾阳虚型表现为直肠滑脱不收，兼见头昏健忘，五更溏泻，畏寒肢冷，或遗精阳痿，腰膝酸软，小便频数，舌体胖嫩，苔少而润，脉沉细。宜用温补阳气食物，忌食生冷粘滑之品。

（3）湿热下注型表现为肛肠突出于外，肛门灼热肿痛，兼面赤身热，口干口臭，胸脘满闷，腹胀便结，小便短赤，舌质红，苔黄腻，脉濡数。宜食清利湿热之品，忌食辛躁及滋腻食物。

郁李仁米粥

【材料】

郁李仁　30克

粳　米　50克

【用法】

(1) 郁李仁洗净，纱布包扎，置锅中，加清水500毫升，急火煮沸10分钟，滤渣取汁。

(2) 加粳米，急火煮开3分钟，改文火煮30分钟，成粥，趁热分次食用。

【功效】

本方补益滑肠，主治便秘引起的脱肛、小便短赤。

山药红糖粥

【材料】

山药　25克

红糖　25克

糯米　50克

【用法】

山药与糯米同煮为粥，放入红糖即可。可做早餐主食。

【功效】

本方补中益气，健脾温胃。适用于中气下陷型脱肛。

升麻大枣猪肠汤

【材料】

升　麻　10克

大　枣　30克

猪大肠　500克

食　盐　少许

【用法】

(1) 升麻用纱布包，与大枣、猪肠同炖至猪肠熟烂，加入食盐便成。

(2) 去升麻，分三次食大枣、猪肠，喝汤。

【功效】

本方补脾益胃，升阳举陷。升麻能升举脾胃清阳之气；大枣补益脾胃；猪大肠能固肠、治脱肛。适用于脱肛属气虚下陷者服食。

炒田螺

【材料】

田　螺　　600 克

食　油　　15 克

黄　酒　　40 克

酱油、胡椒粉、葱姜、盐各适量

【用法】

（1）将洗净的田螺用剪刀剪去尖部。

（2）锅中倒入油烧热，下田螺翻炒，炒至田螺口上的盖子脱落，加入葱、姜、黄酒、盐、酱油同炒几下，再加适量水焖 10 分钟，加胡椒粉翻匀即出锅。佐餐食。

【功效】

本方除湿解毒，清热涩精。适用于脱肛。

韭菜炒羊肉

【材料】

韭菜　　250 克

羊肉　　500 克

菜油、食盐、醪酒、味精各适量

【用法】

（1）韭菜切段，羊肉切丝。

（2）把食盐、醪酒拌入羊肉内，用油炒至将熟时放入韭菜同炒熟。分餐服食。

【功效】

本方温补脾肾，益气补虚。韭菜补肾助阳而温中；羊肉益气补虚，温中暖下。可作为脾肾阳虚之脱肛患者佐餐之用。

黄柏绿豆汤

【材料】

黄柏　　10 克

绿豆　　250 克

白糖　　少许

【用法】

(1) 黄柏煎水去渣，加入绿豆煮汤至熟烂。

(2) 放入白糖，凉服。随意食用。

【功效】

本方清利湿热，泻火解毒。黄柏清湿热，泻火毒；绿豆清热解毒。适用于湿热下注至直肠外脱、肿痛患者服食。

大枣陈醋汤

【材料】

大枣　　50 克

陈醋　　150 毫升

白糖　　适量

【用法】

(1) 将大枣洗净，去核，备用。

(2) 砂锅内加水 1 碗，放入大枣、陈醋，大火烧沸，改用文火煮 20 分钟，调入白糖即成。每日 1 剂，两次分服，连服 10～15 天。

【功效】

大枣性平，味甘，有补中益气、健脾养胃、养血安神等功效；陈醋性温，味酸苦，有散瘀止血、解毒杀虫、健胃消食、强筋健骨等功效。合而为汤，有益气、散瘀、解毒之效。本方适用于脱肛久治不愈。

黄芪羊肉汤

【材料】

黄　　芪　　15克

羊　　肉　　250克

山　　药　　10克

面粉、咸韭菜花末各适量

【用法】

(1) 将羊肉洗净切片；黄芪切片；山药切段。

(2) 将以上3味一同放砂锅内，加水、黄酒，同炖，至肉熟加面粉勾芡。

(3) 吃时撒上腌咸的韭菜花末即可。每日分两次服用，食羊肉饮汤。

【功效】

本方益气健胃，滋阴补虚。适用于体质虚弱、中气下陷之脱肛。

黄芪枳壳炖带鱼

【材料】

带　鱼　　1000克

炒枳壳　　15克

黄　芪　　50克

味精、食盐、料酒、盐、姜、葱各适量

【用法】

(1) 将黄芪、炒枳壳洗净碎细，用白纱布包好，扎紧；将带鱼去头，除内脏，切成5指长的段，洗净，放入油锅中略煎片刻。

(2) 放入用沙布包好的黄芪、炒枳壳及葱、姜、料酒、盐，注入清水适量，加入味精调好味即成。佐餐食。

【功效】

本方补五脏，和中开胃，温养脾胃，固护卫阳，补气生血，升举脾阳。

适用于脱肛、子宫下垂、久泻等中气下陷病患者食用。

雀肉山药粥

【材料】

麻雀肉　　100 克

山　药　　60 克

粳　米　　100 克

食盐、猪油、生姜各少许

【用法】

（1）麻雀肉切碎，微炒；山药为末。

（2）加粳米、食盐、生姜共煮粥，熟后放入猪油即成。

【功效】

本方补肾壮阳，健脾益气。麻雀肉壮阳益精；山药补脾胃，益肺肾；粳米补中益气，健脾和胃。本方可作为阳虚脱肛病人的常用食疗之品。

马齿苋升麻粥

【材料】

马齿苋　　200 克

升　麻　　10 克

粳　米　　50 克

食盐、白糖各适量

【用法】

（1）马齿苋与升麻同煎水去渣。

（2）放入粳米煮为粥，放食盐或白糖即可。

【功效】

本方既有清热、解毒、消肿功效，又有升提作用。方中马齿苋清热解毒而消肿；升麻清热解毒而举陷；粳米则调和脾胃。可用作湿热下注而脱肛者的早餐膳食。

金针木耳汤

【材料】

金针菜　　100 克

黑木耳　　25 克

白　糖　　适量

【用法】

(1) 将金针菜、黑木耳分别用温水泡发，去杂洗净，切碎，一同放入锅内，加水适量，大火烧沸。

(2) 再用文火煮 30 分钟，调入白糖即成。每日 1 剂，两次分服，连服 3～5 天。

【功效】

金针菜性凉，味甘，有清热利湿、消炎止血、健胃安神等功效；黑木耳性平、味甘，有补气益智、活血润燥、凉血止血等功效。合而为汤，可清热利湿、消炎润燥。适用于湿热所致的脱肛。

疝气类

疝气俗称“小肠气”，一般泛指腔体内容物向外突出的病症。可因部位不同而分多种类型，常见有腹股沟疝、股疝和小儿脐疝等。其发病多与肝经有关，故有“诸疝皆属于肝”之说。主要临床表现为阵发性腹痛、恶心、呕吐、局部隆起；或阴囊坠胀连及小腹；或脐部凸起，站立或咳嗽时触及肿物有冲击感，平卧即缩小或消失等。

中医学认为，疝气的病因主要是由于感受寒邪及肝气郁结，气机下畅，或小儿先天不足，年老气血虚弱，气虚下陷，升提失职或痰湿久留不愈，流入下焦，郁结不化，注入肝经、任脉所致。下面分别论述疝气的具体临床表现及饮食注意事项。

（1）寒湿凝滞症：阴囊肿硬而冷痛，甚至坚硬如石，控睾而痛；或坠重而痛，囊如水晶状，或腹中彻痛，痛引睾丸，肢体不温，畏寒喜暖，舌质淡，苔薄白或白腻，脉沉弦。食宜温经散寒、行气利湿之物，忌生冷寒凉之品。

（2）湿热搏结症：阴囊红肿而疼痛，皮肤破损出黄水，小便短赤，舌质红，苔黄腻，脉弦数。食宜泄热利水，忌滋腻、温燥、补益之品。

（3）肝郁气滞症：阴囊肿胀偏痛，少腹结滞不舒，痛无定处，以胀为主；或阴囊偏有大小，时上时下，卧则入腹，立则入囊。舌质淡，苔薄，脉弦。食宜疏肝理气之品，忌食滞气、辛躁动火之物。

（4）气虚下陷症：阴囊肿胀偏痛，反复发作，遇劳即发，少腹胀痛有下坠感，小便短涩不畅，舌质淡，边有齿痕，苔薄，脉弱无力。宜食益气补虚之品，忌生冷、寒凉之物。

（5）痰结血瘀症：阴囊肿大粗厚，坚硬重坠，麻木不知痛痒，或红肿痒痛，舌质紫暗，苔白腻或黄腻，脉沉弦或弦数。宜食消肿散结、行气利湿或清利湿热之品，忌服助痰生湿或燥热之品。

胡椒羊肉汤

【材料】

胡椒　　10 克

羊肉　　500 克

食盐　　少许

生姜　　少许

【用法】

胡椒、羊肉、生姜同炖至肉熟烂，加食盐即可。分餐食肉喝汤。

【功效】

本方益气补虚，暖下散寒。胡椒温中散寒；羊肉益气补虚，温中暖下。适用于虚寒疝气患者。

山楂生姜茴香汤

【材料】

山楂　　30 克

生姜　　30 克

红糖　　30 克

茴香　　18 克

白酒　　1 小杯

【用法】

将山楂、生姜、茴香水煎取汁，加入红糖、白酒调服。每日 1 剂。

【功效】

本方活血化瘀，散寒止痛。适用于寒湿内盛型疝气。

猪肉茴香丸子

【材料】

猪瘦肉　　200 克

小茴香　　15克

黄酒、姜汁、盐各适量

【用法】

(1) 将猪瘦肉洗净，剁碎成泥状。

(2) 小茴香研为末，撒在肉上，加姜汁、黄酒、盐和匀，制成丸子，加水煮熟。佐餐食。

【功效】

本方消肿，顺气。适用于小儿疝气、阴囊肿大。

茴香毛蛋

【材料】

毛　蛋　　(经孵化，小鸡未出壳的完整蛋) 1枚

小茴香　　3克

黄　酒　　20毫升

【用法】

将毛蛋火上焙焦后同小茴香研末以黄酒冲服，服后取汗。每日1枚。

【功效】

本方温肾散寒，行气止痛。适用于寒疝、痛引睾丸等症。

冬瓜苡仁汤

【材料】

冬瓜　　500克

苡仁　　200克

食盐　　少许

猪油　　适量

【用法】

二者同煮汤，熟后放食盐、猪油，分餐食冬瓜、苡仁，喝汤。

【功效】

本方清热利湿消肿。冬瓜清热解毒，利水消肿；苡仁清热利湿。适用于湿热下注肝经任脉结成疝患者佐餐之用。

乌药红糖饮

【材料】

乌药　　20 克

红糖　　100 克

【用法】

乌药煎汁 500 毫升，放入红糖，频频饮用。

【功效】

本方温经散寒，行气止痛。适用于寒邪凝滞所致疝气。

白糖西瓜瓤

【材料】

西瓜　　2500 克

白糖　　500 克

【用法】

西瓜取瓤去籽，加白糖调匀。

【功效】

本方清热除湿利小便。适用于湿热所致疝气病人服食。

橘核荔核饮

【材料】

橘　核　　20 克

荔枝核　　20 克

白　糖　　100 克

【用法】

橘核、荔枝核煎水 500 毫升，放入白糖即成。

【功效】

本方舒肝理气止痛。橘核行气疏肝止痛；荔枝核行气止痛。两者配用，有较好的疏肝解郁、理气止痛功效。适用于肝郁气滞疝气患者饮用。

炖猪膀胱

【材料】

猪膀胱　　1 个

大茴香　　2.5 克

小茴香　　2.5 克

酱油、味精、盐各适量

【用法】

（1）将猪膀胱洗净，入锅，加入适量水及大茴香、小茴香，旺火烧沸后，改用文火炖至膀胱软熟。

（2）将猪膀胱捞起切成小块，加入酱油、盐、味精调味食用。

（3）只食膀胱，每日 1 次，每次 1 个，单食或佐餐食均可。

【功效】

本方具有理气、消胀之功效。适用于小儿疝气症者食用。

羊肉草果麦仁汤

【材料】

羊　肉　　150 克

草　果　　5 个

大麦仁　　100 克

盐　　适量

【用法】

（1）将羊肉切块，同草果煮熟。

（2）将羊肉捞出，将汤过滤，下入大麦仁煮熟，再放入羊肉，加盐适量，调匀即可食用。随意服食。

【功效】

本方散寒行气。适用于疝气疼痛、腹胀、不思饮食、畏寒肢冷患者。

佛手粥

【材料】

佛手　30克（干品）

粳米　100克

红糖　适量

【用法】

佛手煎水取汁，用汁煮粳米为粥，加红糖即成。

【功效】

本方疏肝行气和胃，可作为肝失疏泄所致疝气病人的早餐主食。

大枣升麻鸡

【材料】

大枣　50克

升麻　10克

母鸡　1只

【用法】

（1）母鸡去内脏，大枣去核与升麻同装入鸡肚中，隔水蒸熟。

（2）去升麻，食鸡肉、大枣，喝汤。

【功效】

本方补脾益气，升阳举陷。大枣补益脾胃；升麻升阳举陷；鸡肉温中补气。可用于气虚下陷所致疝气病人佐餐之用。

黄芪糯米粥

【材料】

黄芪　30 克

糯米　100 克

饴糖　50 克

【用法】

黄芪煎水去渣，加糯米煮为粥，放红糖即可。

【功效】

黄芪有较强的补气升阳作用；糯米补中益气；饴糖补虚缓急。三品合用，能补中益气、升阳举陷、缓痛。本方适用于气虚下陷而致疝气反复发作或遇劳即发者。

橘络双仁羹

【材料】

橘络　20 克

桃仁　15 克

苡仁　250 克

冰糖　适量

【用法】

(1) 橘络、桃仁为末。

(2) 苡仁用文火熬为羹，加入橘络、桃仁末、冰糖调匀即成。

【功效】

利水行气，化痰消瘀，通络。橘络行气通络化痰；桃仁祛瘀；苡仁利水渗湿、健脾。适宜于痰湿瘀结的疝气患者服食。

橘皮紫苏粥

【材料】

橘皮　　15 克

紫苏　　15 克

粳米　　100 克

【用法】

将橘皮、紫苏水煎取汁，兑入粳米粥内，再煮沸即成。每日 1 剂。

【功效】

行气解郁，散寒止痛。适宜于疝气之阴囊坠胀不适、伴见胁肋胀满等患者。

丹毒类

丹毒是皮肤突然发红或皮肤黏膜内网状淋巴管的急性传染性、细菌性感染疾病。多由溶血性链球菌自不易察觉的皮肤破损处侵入引起，好发于面颊及四肢。因其所发部位不同，又有抱头火丹、内发丹、赤游丹、流火丹等病名。本病炎症不侵及皮下组织，极少化脓，病程进展快，可引起全身中毒症状。临床表现为突然起病、发冷发热、头痛、局部皮肤变赤、色如丹涂脂染、灼热肿胀、迅速扩大、边缘稍高起、与周围正常皮肤之间界限清楚、发无定处等。重者可出现炎性水泡，局部有灼热感和疼痛。

中医学认为，丹毒多因血分有热，火毒侵犯肌肤，或由于皮肤黏膜破伤染毒而发病。若兼感湿邪，郁蒸血分，则经常复发，缠绵不愈。发于头面、上肢者多为热毒，发于下肢者多兼湿热。若发于新生儿或老年患者，则毒邪多易内陷，病情较为严重。

金银菊花茶

【材料】

金银花　30 克

野菊花　20 克

【用法】

将金银花和野菊花，混匀，分 3～5 次放入瓷杯中，用开水冲泡，温浸片刻，代茶饮用。

【功效】

本方清热解毒。适用于丹毒初起。

荠菜番茄粥

【材料】

鲜荠菜　　50～100 克

番　茄　　100 克

粳　米　　100 克

盐　　适量

【用法】

（1）将荠菜洗净切碎；番茄去皮，切成丁。

（2）粳米煮粥，将熟时放入荠菜、番茄，加盐少许，煮沸即可。1 次服完。

【功效】

本方清热解毒，凉血活血。适用于丹毒中症见恶寒发热、局部片状红疹扩展迅速、胀痛及灼热、压痛不明显患者。

茯苓红花粥

【材料】

茯苓　　30 克

苡仁　　30 克

红花　　5 克

【用法】

茯苓、红花熬汁去渣，加入苡仁、大米若干，用文火煮成粥，每日早晚服用。

【功效】

本方健脾利水，活血化瘀。适用于慢性丹毒、皮疹色暗红、舌紫苔薄患者。

马齿苋菊花粥

【材料】

鲜马齿苋　　60 克

菊　　花　　15 克

粳　　米　　100 克

【用法】

(1) 鲜马齿苋洗净切碎，粳米淘洗干净一同入锅加水 1000 毫升，文火煮成粥；取霜降前菊花烘干研成粉。

(2) 粥将成时调入菊花末，稍煮即成，每日 3 次，连服数天。

【功效】

本方清热解毒，泻肝利湿。适用于丹毒急性期病变部位较局限患者。

赤豆牛膝黄柏茶

【材料】

赤小豆　　15 克

牛　膝　　10 克

黄　柏　　10 克

【用法】

将以上药捣成粗末，置保温瓶中，冲入沸水适量，盖焖 20 分钟，或水煎服。代茶频饮，每日 1 剂。

【功效】

本方清热利湿，解毒消肿。适用于湿热下注而致的下肢丹毒、红肿疼痛。

鲜芦根汁

【材料】

鲜芦根　　2000 克

【用法】

鲜芦根洗净，榨汁，分次当茶饮，每次100毫升，每日3～5次。

【功效】

本方清热解毒利湿。适用于丹毒初起、色鲜红、伴畏寒、发热头痛、口干、舌红患者。

丝瓜豆腐汤

【材料】

鲜丝瓜　　150克

嫩豆腐　　200克

姜丝、葱末、米醋、香菜末各适量

【用法】

(1) 将丝瓜洗净，切片；豆腐洗净，切成小块，备用。

(2) 炒锅上火，放入食用油烧热，投入姜丝、葱末炝锅，加水适量，下豆腐块、丝瓜片，大火烧沸，改用文火煮3～5分钟，调入精盐、味精、酱油、米醋，撒上香菜末即成。每日1剂，连服5～7天。

【功效】

丝瓜性凉，味甘，有清热利肠、凉血解毒、通经活络等功效；豆腐性凉，味甘，有清热解毒、滋阴润燥等功效。以上各药合而为汤，有清热解毒、凉血除烦的功效。适宜于丹毒患者食用。

生拌牡蛎肉

【材料】

鲜牡蛎肉　　250克

生姜末　　适量

米　醋　　适量

【用法】

将牡蛎肉去杂洗净，控干水分，加生姜末、米醋拌匀食用。每日1剂。

【功效】

牡蛎肉性平味甘，有滋阴养血、养心安神等功效，可用于治疗丹毒、眩晕、烦热口渴诸症。

赤小豆苡仁汤

【材料】

赤小豆　　100 克

苡　仁　　100 克

【用法】

赤小豆、苡仁浸泡半大，加水 500 毫升，文火煮烂，分次服用，每日 3 次。

【功效】

本方利水消肿。适用于丹毒下肢肿胀明显，或伴水泡患者。

绿豆炖藕

【材料】

绿　　豆　　150 克

鲜　　藕　　500 克

白　　矾　　10 克

生　　姜　　15 克

胡 椒 粉　　5 克

精　　盐　　3 克

味　　精　　3 克

肉汤、姜片适量

【用法】

(1) 将绿豆洗净，用清水浸泡两小时，将鲜藕去皮、去节，洗净切块；白矾兑入清水 2000 毫升，溶解后备用；生姜洗净切片。

(2) 锅置火上，注入白矾水烧沸，入藕块煮 5 分钟捞出，用冷水漂洗两次。

(3) 砂锅置火上，倾入肉汤，烧开后下藕块、绿豆、生姜片同炖，至绿豆烂时入胡椒粉、精盐、味精调味，装碗即可。空腹服，每日两次。

【功效】

本方健脾润胃，清热解毒。适用于丹毒、痈肿等症。

疖 类

疖是发生于皮肤浅表，形小而根浅的一种急性化脓性疾患。疖随处可生，尤以头、面、颈、背、臀等处更易发生。发于酷暑者，称为暑疖；发于头皮致头皮窜空者，称为蝼蛄疖；遍体或特定部位反复发作，缠绵难愈者，称为疖病。

疖多因感受暑毒，或痱子搔抓染毒而发，亦有嗜食膏粱厚味及辛辣之品致肠胃积热，或消渴、肾病致阴虚内热，染毒而发。初起局部色红，灼热疼痛，突起根浅，肿势局限，范围多在 3～6 厘米。数天后，出现黄白色脓头，自溃脓出而愈。一般无明显全身症状。常用治法有清热解毒、清暑化湿、健脾益气、滋补肝肾等。

凉拌马齿苋

【材料】

马齿苋　　500 克

【用法】

(1) 马齿苋洗净，放入沸水中烫数分钟，取出略挤干，切碎。

(2) 加入糖、盐、味精、麻油拌和，分次佐餐服用，也可空腹服。

【功效】

本方清热解毒。适用于疖未成脓、局部潮红时，也可用于夏天预防疖肿。

山药粥

【材料】

山药粉　　9 克

大　米　　若干
牛肉汁　　适量
【用法】
山药粉放入大米内煮粥吃，并加牛肉汁佐餐。
【功效】
本方健脾养阴。主治蝼蛄疖，症见体虚神疲乏力，舌淡苔薄者。

绿豆粥

【材料】
绿豆　25 克
粳米　100 克
【用法】
绿豆、粳米洗净，加水适量，同煮至豆烂熟后，即可食用，每日 2～3 次。
【功效】
本方清热解毒，健脾和胃。绿豆甘凉，能清热解毒，清暑除烦；粳米甘平，能健脾和胃，补中益气。适宜疖病患者见纳呆不食者。

绿豆瓜皮饮

【材料】
绿　豆　100 克
西瓜皮　500 克
【用法】
(1) 将绿豆与 1500 毫升水煮汤，煮沸后 10 分钟后去绿豆。
(2) 将洗净的西瓜皮放入再煮，煮沸后候冷即可饮汤，1 日数次。
【功效】
本方清热解毒，除烦止渴。绿豆甘凉，清热解毒，清暑利水；西瓜甘寒，清热解暑，除烦止渴。适宜暑疖患者服用。

豆腐马兰头汤

【材料】

嫩 豆 腐　　200 克

鲜嫩马兰头　　120 克（干品 50 克）

姜　　　丝　　适量

葱　　　末　　适量

【用法】

（1）将豆腐洗净，切成小块；马兰头择洗干净，切碎，备用。

（2）锅内加水适量，放入豆腐块、马兰头、姜丝、葱末，大火烧沸，改用文火煮 3～5 分钟，调入精盐、味精、香油即成。每日 1 剂，两次分服，连服 5～7 天。

【功效】

本方马兰头性凉，味辛，有清热解毒、凉血止血、利尿消肿等功效；豆腐性凉，味甘，有清热解毒、生津润燥、宽肠降浊等功效。合而为汤，可清热解毒、利尿消肿、补中降浊。适用于热毒所致的暑疖，症见发热、发红、肿痛等。

芸香绿豆

【材料】

芸香草　　25 克

绿　豆　　100 克

红　糖　　适量

【用法】

（1）将芸香草和绿豆加水 5 碗，煎成两碗。

（2）加红糖炖片刻即成。1 日内分两次服完。

【功效】

本方清热解毒，消暑凉血。适用于疖疮以及咽喉痛。

金银花甘草双豆饮

【材料】

金银花　　15 克

甘　草　　5 克

橘　皮　　6 克

绿　豆　　50 克

红　豆　　30 克

【用法】

（1）将前 4 味水煎取汁。

（2）入绿豆、红豆煮至豆熟。吃豆饮汤，每天 1 剂，连用 3～4 天。

【功效】

本方适用于疖肿化脓期。

苦瓜绿豆肉汤

【材料】

苦　瓜　　200 克

绿　豆　　250 克

瘦猪肉　　250 克

【用法】

（1）苦瓜、瘦猪肉洗净，切片备用。

（2）将绿豆煮沸 30 分钟后入苦瓜、瘦猪肉，文火煮至绿豆烂为度，可加少许食盐饮用。

【功效】

本方清热解毒、散疖消肿。绿豆、苦瓜清热解毒，除湿散肿疔疮；猪肉甘平，滋阴润燥。适宜疖之成脓期患者食用。

蜜糖银花露

【材料】

蜂　蜜　　50 克

金银花　　50 克

【用法】

(1) 用砂锅加水煎金银花，煎至只剩两碗汁，放凉去渣。

(2) 加蜂蜜调服，每日 1 次。

【功效】

本方清热解毒。适用于小儿夏天长暑疖、脓包及痱子合并感染。

苡米粥

【材料】

苡仁　　50～100 克

【用法】

加水煮粥，稀稠适度，候冷服用，每日 1～2 次。

【功效】

本方排脓托毒，利湿消肿，健脾益胃。疖之成脓未溃，或已溃脓毒未尽、肿痛未消时，或疖之后期脾胃虚弱患者，均宜服食。

北芪枸杞炖乳鸽

【材料】

北　芪　　30 克

枸杞子　　30 克

乳　鸽　　1 只

【用法】

(1) 将乳鸽去毛和内脏，洗净切块。

(2) 将北芪、枸杞子同放碗内加水适量，隔火炖熟，饮汤食鸽肉。隔日1次，连用3～5日。

【功效】

本方适用于疖肿溃破期。此时局部肿痛减轻，且逐渐变软；中央之脓栓溃破脱出，流出脓液，局部形成溃疡。

银耳羹

【材料】

银耳　6克

黄芪　15克

冰糖　15克

【用法】

(1) 用温水浸银耳1小时，洗净，加入适量清水。

(2) 黄芪煎汁兑入清水中，文火2～3小时，待银耳熟烂汤稠，兑入溶化的冰糖汁即可服用，每日3次。

【功效】

本方滋阴润肺，益气生津，扶正托毒。适用于气阴两虚的疖疮患者。

葱炖猪蹄

【材料】

猪蹄　4个

葱　50克

食盐　适量

【用法】

(1) 猪蹄去毛洗净，葱切段，并食盐一同放锅内。

(2) 加水适量，武火烧沸后改文火慢炖，直至熟烂，即可食用。

【功效】

本方补血消肿托疮。适用于疖之中后期服用。

芪枣粥

【材料】

生黄芪　30～60 克

红　枣　30～60 克

陈皮末　1 克

粳　米　100 克

红　糖　30 克

【用法】

（1）取黄芪、红枣浓煎取汁。

（2）入粳米、红糖同煮粥，将成，调入陈皮末 1 克，稍沸即可。

【功效】

本方益气生肌，健脾和胃。生黄芪益气生肌；红枣、粳米、红糖健脾和胃；陈皮理气。适宜疖之后期患者食用。

疔疮类

疔疮是一种由金黄色葡萄球菌所引发的疾病。该病发病迅速，身体各部都可发生，尤以颜面和手足多见。临床表现为：疖肿发展迅速，疮形如粟，坚硬如钉，常伴有发热、恶寒等全身症状。中医学认为，疔疮属火毒之病，因恣食膏粱厚味，醇酒炙博，以致脏腑蕴毒、火热结聚；或因感受火热不正之气，或由昆虫咬伤，复经抓破；或针尖、竹、木、鱼骨等刺伤染毒，使邪毒火热蕴结肌肤，阻塞经络，凝滞气血，而引起本病。病症初起，火毒凝聚，皮肤结肿，邪毒鸱张，顶部肌肉迅速腐败，即可见白色脓头。病至中期，热毒炽盛，疼痛加剧，脓头破溃。到了后期，邪毒衰减，血肉腐败，化为脓液，脓毒外泄，病趋痊愈。

疔疮患者宜食有清热解毒、凉血活血功效的食物。

凉拌苦菜

【材料】

鲜嫩苦菜　500 克

精　　盐　适量

味　　精　适量

香　　油　适量

蒜　　泥　适量

米　　醋　适量

【用法】

（1）将苦菜去杂洗净，入沸水锅中焯一下，捞出过凉，挤出水分。

（2）切碎装盘，加精盐、味精、香油、蒜泥、米醋拌匀即成。

【功效】

苦菜性寒味苦，有清热解毒、凉血利湿等功效，适宜于疔疮患者食用。

蒲公英茶

【材料】

鲜蒲公英　　30 克（干品 20 克）

【用法】

将蒲公英洗净，加水适量煎汤代茶。每日 1 剂，当茶频频饮之。

【功效】

本方清热解毒，消肿散痈。适用于疔疮毒肿。

拌马齿苋仙人掌

【材料】

马齿苋　　500 克

仙人掌　　60 克

【用法】

(1) 将马齿苋洗净切段。

(2) 仙人掌去刺、切丝，沸水中焯过，加入白糖、醋、香油适量，拌匀，佐餐。

【功效】

本方清热解毒，消肿止痛。适用于一切疔疮患者。

菊花饮

【材料】

鲜菊花根叶适量。

【用法】

(1) 洗净后捣取自然汁 1 茶盅（约 100 毫升），滚酒调服（用酒煮服亦可，但生用更妙）。

(2) 服后盖被睡卧出汗。

【功效】

本方解毒消肿。主治一切疔疖痈毒。

苦瓜绿豆瘦肉汤

【材料】

苦　瓜　　200 克

绿　豆　　200 克

瘦猪肉　　250 克

【用法】

（1）苦瓜、瘦猪肉洗净切片。

（2）将绿豆煮沸 30 分钟后加入苦瓜、瘦猪肉，再文火煮至绿豆烂为度，可加少许食盐食用。

【功效】

本方清热解毒，化疗消肿。

芹菜汁

【材料】

鲜芹菜　　500 克

【用法】

捣烂取汁，开水冲服，每日 1 剂。

【功效】

本方清热利湿。芹菜甘苦，能清热平肝，祛风利湿，疔疮属肝火旺者，宜食。

绿豆银花饮

【材料】

绿豆　　50～100 克

银花　　15克（布包）

【用法】

(1) 将绿豆、银花加水1000毫升煮熟。

(2) 去银花，凉饮，每日1～2次。

【功效】

本方清热解毒，清暑止渴。疔疮疖痈各期患者均宜服用。

苦瓜咖啡

【材料】

生苦瓜　　150克

咖　啡　　30克

糖　　50克

【用法】

(1) 将生苦瓜捣烂如泥，加糖捣匀，一二小时后将水滤出。

(2) 兑入咖啡，沸水冲，待冷服用。

【功效】

本方清热解毒。苦瓜苦寒，能清热解毒明目；咖啡健胃、利尿。适宜于一切疔疮患者服用。

黄精蒸鸡

【材料】

黄　精　　30克

党　参　　30克

怀山药　　30克

仔母鸡　　1只

生姜、食盐、味精、葱各适量

【用法】

(1) 将仔母鸡宰杀后，去毛及内脏，剁成3厘米见方的块，放入沸水锅内烫3分钟捞出，洗净血沫，装入汽锅内。

（2）加姜、葱、盐、味精，再将洗净切好的黄精、党参、怀山药放入，盖好汽锅盖，上笼蒸3小时，取出空腹食之。

【功效】

黄精、山药补气益阴，党参补中，鸡肉亦能益气补虚。本方适宜疔疮后期脾胃虚弱，体倦无力者食用。

芪枣粥

【材料】

生黄芪　30～60克

红　枣　30～60克

陈皮末　1克

粳　米　100克

红　糖　30克

【用法】

（1）取黄芪、红枣浓煎取汁。

（2）入粳米、红糖同煮粥，将成，调入陈皮末1克，稍沸即可。

【功效】

本方益气生肌，健脾和胃。生黄芪益气生肌；红枣、粳米、红糖健脾和胃；陈皮理气。适宜疔疮后期脓溃肿消患者。

冻疮类

冻疮是人体受寒冷侵袭，引起局部血脉凝滞，致皮肤肌肉损伤而致的疾患。其发病有外因和内因。内因为元气虚弱；外因为寒气侵袭。外寒较剧时可直接受冻而发；当外寒不甚，而元气不足时，也容易发病。外受寒湿之邪侵袭而致病的为寒湿型；邪从热化，热胜肉腐者为热毒型；气血不足，血运不畅，肌肤失养，受冻而致的为气血两虚型。其膳食为祛寒、温经通络、清热解毒凉血、调补气血之食物。

胡萝卜羊肉汤

【材料】

胡萝卜　650 克

羊　肉　100 克

川　椒　13 克

桂　皮　13 克

小茴香　13 克

附　片　13 克

辣椒、料酒、葱、姜各适量

【用法】

(1) 将胡萝卜洗净切块，羊肉洗净切块，与诸药同入锅中，加清水适量煮沸。

(2) 调入葱、姜、辣椒等，文火炖至羊肉烂熟后，入食盐、味精、料酒等调味，再煮 1～2 沸，饮汤食肉及胡萝卜，分 6 次食完，两日 1 剂。

【功效】

本方温阳散寒，活血通络。适用于冻疮。

大蒜煲牛肉

【材料】

大蒜　250克（去皮衣）

牛肉　500克（切块）

调料　适量

【用法】

（1）起油锅，放入大蒜炒香后与牛肉同放入砂锅内，加水适量。

（2）先以武火烧开后，改用文火，煲至牛肉熟烂后调味即成。

【功效】

大蒜辛温，祛寒除湿；牛肉甘平，补脾胃，益气血。本方适宜于寒湿型冻疮患者食用。

山楂大枣桂枝汤

【材料】

山楂　15克

大枣　15克

当归　15克

桂枝　10克

红糖　适量

【用法】

水煎服。每日1剂，两次分服。

【功效】

本方温经散寒，活血化瘀。适用于冻疮。

熟附煨姜炆狗肉

【材料】

熟附片　　6 克

生　姜　　150 克（煨熟切片）

狗　肉　　150 克（切块）

佐　料　　适量

【用法】

（1）先以蒜头及花生油炝锅。

（2）放入狗肉微炒，待皮色转黄，加水适量，以武火烧至水开后，放入熟附片及生姜，改用文火炆至狗肉熟烂，调味即可食肉。

【功效】

本方温中祛寒。熟附片祛寒止痛，逐风寒湿邪；生姜辛热，温中祛寒散风；狗肉咸温，有温补作用。适用于冻疮患者。

桂枝炖羊肉

【材料】

肥羊肉　　500 克

桂　枝　　15 克

当　归　　15 克

干　姜　　10 克

酱油、食盐、黄酒、糖各适量

【用法】

（1）将羊肉切块放砂锅内，加桂枝、当归、干姜、酱油、食盐、糖、黄酒及适量清水，文火炖煮。

（2）熟烂后分两次服食，每日 1～2 次，连服 7～10 天。

【功效】

羊肉味甘性温，益气补虚，温中暖下利脾；桂枝辛甘温，温经通阳，发汗解肌；当归甘辛温，补血活血止痛；干姜辛热，温中散寒。本方温经通脉，养血活血。

当归红花炖猪肉

【材料】

当　归　　10 克

红　花　　10 克

川　椒　　5 克

小茴香　　5 克

干　姜　　5 克

桂　皮　　5 克

猪瘦肉　　650 克

辣椒、料酒、葱各适量

【用法】

（1）将猪瘦肉洗净切块，诸药布包，加水同炖至猪肉熟后，去药包。

（2）入葱、辣椒、料酒、食盐、味精等调味，再煮 1～2 沸，饮汤食肉，每日 1 剂，连续 5～7 天。

【功效】

本方活血散寒，消肿止痛。适用于冻疮。

银花赤芍饮

【材料】

银花　　500 克

赤芍　　200 克

白糖　　250 克

【用法】

（1）将银花、赤芍加适量水煎煮 20 分钟，去渣。

（2）以文火继续加热浓缩，停火待凉，加入白糖将药液吸净，混匀，晒干，压碎。

（3）每次取 10 克，沸水兑化，代茶频饮，连服 7～10 天。

【功效】

银花甘寒清热解毒；赤芍苦微寒，清热凉血；白糖甘寒生津。本方适于冻疮剧痛、腐烂及邪毒内陷之时。

附片鸡睾粥

【材料】

附片　15克

鸡睾　2枚

粳米　20克

葱、姜、椒各适量

【用法】

(1) 将附片水煎取汁，纳粳米及清水适量煮粥。

(2) 待沸后下鸡睾，煮至粥熟后，入葱、姜、椒、盐等调味，再煮1～2沸服食。

【功效】

本方活血温阳，散寒益肾。适用于冻疮。

山楂归枣饮

【材料】

山楂　30克

当归　15克

大枣　6枚

红糖　适量

【用法】

水煎服。每日1剂，连服7～10日。

【功效】

本方活血化瘀，散寒止痛。适用于冻疮。

急性乳腺炎类

急性乳腺炎是由细菌感染引起的乳腺组织急性化脓性病变，多见于哺乳期和初产后3～4周的妇女，由致病菌——金黄色葡萄球菌、白色葡萄球菌和大肠杆菌引起。病初仅表现为乳房部红肿热痛，如处理不及时，可形成脓肿、溃破或瘘管。常伴有皮肤灼热、畏寒发热、患乳有硬结、触痛明显、同侧腋窝淋巴结肿大等症状。

中医称本病为“乳痈”，又名“吹乳”。哺乳期发生者称外吹乳痈，怀孕期发生者称内吹乳痈。临床可分为乳汁瘀积、热毒酿脓、溃后正虚三个症型。

（1）乳汁瘀积型：症见乳房胀痛，皮肤不红或微红，排乳不畅，可扪及大小不等的结块，压痛，伴恶寒发热，头身疼痛，大便干结，舌淡红，苔薄白，脉浮数。治宜疏风清热，通乳散结。

（2）热毒酿脓型：症见乳房红肿灼热，疼痛较甚，或有跳痛，全身高热，烦躁，口渴引饮，纳谷不香，大便秘结，小便黄赤，舌红，苔黄，脉滑数或弦数。治宜清热解毒，托里透脓。

（3）溃后正虚型：症见乳痈溃后，脓泄热退，局部疮口脓液稀薄，肉芽不鲜，生长缓慢，面色少华，乏力，舌淡，苔薄、脉细数。治宜扶正补虚，活血生肌。

橘核酒

【材料】

橘核　25克

黄酒　100毫升。

【用法】

（1）将橘核略炒，置于砂锅内。

（2）加入黄酒煎至50毫升，去渣，顿服。每日1剂。

【功效】

本方理气散结，止痛。适用于急性乳腺炎初期。

苍耳炒鸡蛋

【材料】

苍耳子仁　10 粒
鸡　蛋　2 个
花 生 油　适量
细　盐　适量

【用法】

(1) 先将苍耳子仁研成细末，与鸡蛋拌匀。

(2) 起热锅，倒入花生油，烧至八成熟时，再倒入已拌好的苍耳子与鸡蛋。

(3) 煎熟鸡蛋，加细盐和少量清水，煮沸即可。每日两次，将鸡蛋和苍耳子末全部吃完。

【功效】

本方疏散风邪，化结消肿。适用于急性乳腺炎。

四仙猪骨汤

【材料】

银　花　20 克
蒲公英　15 克
皂角刺　10 克
夏枯草　20 克
猪杂骨　250 克
细盐、料酒、味精、葱各适量

【用法】

(1) 将上述 4 味药装入干净纱布袋内，扎口。

(2) 洗净猪杂骨，捶碎。

(3) 将药袋、猪杂骨装入大砂锅中，加清水适量，旺火煎沸，捞去浮沫，加入细盐、料酒、葱，改文火，再煨 60 分钟，起锅时加味精，每日 1 剂，喝汤，分 3 次服完。

【功效】

本方清热解毒，活血化瘀，通络化脓。适用于浊气蕴结、乳腺炎化脓期的患者服用。

薏苡赤小豆汤

【材料】

薏苡仁　30 克

赤小豆　30 克

【用法】

(1) 薏苡仁、赤小豆分别洗净，置锅中，加清水 500 毫升。

(2) 急火煮开 5 分钟，改文火煮 30 分钟，分次食用。

【功效】

本方利湿清热，通乳。适用于乳汁瘀积型、见乳汁排泌不畅者。

蒲公英薄荷饮

【材料】

蒲公英　10 克

薄　荷　5 克

鲜葱须　5 克

菊　花　5 克

陈　皮　5 克

白　糖　50 克

【用法】

将上述 5 味药及白糖同放入茶壶内，用沸水温浸 15 分钟，频饮。

【功效】

蒲公英、菊花清热解毒，消痈散结；陈皮、薄荷疏肝理气；葱须配薄荷有发散作用。本方清热解毒，舒肝散结。适于乳痈初起红肿热痛之症。

豆豉粥

【材料】

豆　豉　15克

葱　白　3茎

薄　荷　6克

生姜片　6克

羊　髓　100克

白　米　100克

细　盐　少许

【用法】

（1）先煎葱、姜及豉，后下薄荷，稍煎后去渣取汁。

（2）入米，再煮，候粥熟，下羊髓及盐，搅匀即成。空腹服，每日两次。

【功效】

本方祛风，清热，解毒。适用于乳腺炎初起、局部红肿热痛，而脓尚未成者。

栝蒌酒

【材料】

栝蒌　30克（捣碎）

黄酒　100毫升

【用法】

将上两味药同放入瓷杯中。将瓷杯置入有水的蒸锅中，文火蒸20分钟取出。每次服20毫升。

【功效】

栝蒌味苦性寒，有润肺化痰、散结滑肠之功，本方适于乳痈初起时。与黄酒同服，共奏消痈散结之效。

仙鹤草粥

【材料】

仙鹤草　250 克

糯　米　适量

白　糖　适量

【用法】

(1) 将仙鹤草洗净切碎，用粗纱布包好放入锅内。

(2) 加清水及糯米熬至粥黏，去仙鹤草加白糖即可食用。

【功效】

仙鹤草味苦性凉，有消肿解毒作用，与糯米、白糖同服，既清又补。本方清热解毒，适于急性乳腺炎成脓、溃脓期。

马兰头拌豆腐

【材料】

马兰头　50 克

鲜嫩豆腐　200 克

【用法】

(1) 马兰头洗净，切细末。

(2) 开水浸泡两分钟，捞起挤干，与豆腐一起拌匀，调味后即可食用。

【功效】

本方清热解毒、透脓，适用于急性乳腺炎属热毒酿脓型、乳房肿痛、发热、大便不畅者。

丝瓜络酒

【材料】

丝瓜络　　20 克（干品）

白　酒　　40 毫升

【用法】

(1) 将丝瓜络放入碗中，点火燃烧成粉末。

(2) 加入白酒搅匀即成。1 次服完，如未愈可再按原量服 1 次。

【功效】

本方通经活络、清热解毒。适用于乳房局部红肿而痛、乳汁不通、微有恶寒、发热、舌苔薄黄等。

芪归羊肉羹

【材料】

羊　肉　　500 克

黄　芪　　25 克

当　归　　25 克

生姜片　　25 克

食　盐　　少许

【用法】

(1) 将羊肉洗净切成小块，黄芪、当归包在纱布里，用线捆扎好，与羊肉共放砂锅里，加水适量。

(2) 以文火煨煮至羊肉将烂时，放入生姜片、食盐，待羊肉煮烂即可分顿食用。

【功效】

黄芪、当归益气补血；羊肉味甘性温，功近归、芪，合而用之，相得益彰。本方适于乳痈后期、气血虚弱患者。

血栓闭塞性脉管炎类

血栓闭塞性脉管炎是一种慢性进行性动静脉同时受累的血管疾病。此病主要侵犯四肢血管，尤以下肢多见，多与寒冷、潮湿、吸烟、外伤等外因刺激有关。内因可与神经调节功能紊乱及免疫因素有关。致使肢体中小动脉痉挛，血栓形成，动脉闭塞，局部缺血缺氧，甚至肢端坏死，指（趾）节脱落。本病属于中医学“脱疽”范畴，多由于脾运不健，肝肾不足，寒湿侵袭，凝滞脉络所致。临床上可分为虚寒症、血瘀症、瘀热症、毒热症、气血两虚症、肾虚症。各症病人均有不同程度的疼痛。治疗大法为温阳通脉，活血祛瘀，舒张血管，去腐生肌，行气止痛。

桃仁归尾酒

【材料】

当归尾　30克
桃　仁　15克
红　花　15克
皂角刺　15克
吴茱萸　15克
炮　姜　10克
白　酒　1500毫升

【用法】

（1）将以上药共制粗末，浸入白酒内，密封贮存。

（2）每日摇荡1次，7日后即成。每次服10～20毫升，每日2～3次。同时可用药渣外敷患处。

【功效】

本方温经散寒，活血通络。适用于血栓闭塞性脉管炎。

毛冬青炖猪蹄

【材料】

毛冬青　150 克

猪　蹄　1 只

黄酒、味精、葱、姜各适量

【用法】

(1) 将毛冬青洗净，猪蹄去毛洗净。

(2) 二者同放锅内，放葱、姜、盐、黄酒、清水各适量，烧沸后文火炖熬 4 小时。

(3) 加味精调味，食肉饮汤。1 日内分 3 次服完，20 天为 1 疗程，每疗程间隔 5～7 天。

【功效】

本方活血通脉，解毒托疮。适用于血栓闭塞性脉管炎。

山鸡红花汤

【材料】

山鸡肉　250 克

红　花　15 克

【用法】

(1) 将山鸡肉加水煮八成熟。

(2) 加红花共炖，待肉烂调味，食肉饮汤。

【功效】

本方温通经脉，益气活血止痛。山鸡肉甘温，以调养气血，脉得温则通，通则痛缓；红花可加强活血作用。适宜血栓闭塞性脉管炎虚寒症患者长期服食。

七品蒸鸭

【材料】

白　鸭　　1只（重约2000克左右）

连　翘　　15克

丹　皮　　15克

金银花　　30克

白茅根　　30克

赤　芍　　20克

元　参　　10克

延胡素　　10克

生姜、黄酒、胡椒粉、清汤、盐、葱各适量

【用法】

（1）将鸭去毛、内脏，沸水焯透，冷水洗净，沥干。

（2）把以上各药全部纳入鸭腹，入砂锅中，兑入清汤，加入黄酒、胡椒粉、生姜、葱、盐等调料，盖上锅盖，用湿棉纸封好砂锅口，大火蒸3小时，去药。佐餐食，吃鸭肉饮汤。

【功效】

本方清热育阴，活血止痛。适用于热毒蕴结所致的血栓闭塞性脉管炎。

川芎黄芪粥

【材料】

川芎　　6克

黄芪　　15克

糯米　　50克

【用法】

（1）川芎、黄芪加水煮沸30分钟取汁。

（2）加糯米煮成粥。

【功效】

川芎行气活血，祛瘀止痛；黄芪补气，加强川芎活血止痛之功效；糯米调和脾胃，补中益气。本方活血祛瘀，行气止痛。

温阳狗肉

【材料】

狗　肉　　500 克
炮附子　　12 克
油肉桂　　10 克
干　姜　　10 克
郁　金　　10 克
桃　仁　　10 克
怀牛膝　　30 克
葱段、姜片、料酒、食盐、味精各适量

【用法】

（1）将狗肉洗净切块，焯去血水；将诸药放纱布袋内扎紧。

（2）取砂锅，垫几块瓷片，放入狗肉及药袋，加入适量清水及葱、姜、料酒、盐，武火烧沸。

（3）撇去浮沫，中火炖两小时至肉烂，去药袋。佐餐食。

【功效】

本方温阳散寒，活血通络。适用于血栓闭塞性脉管炎，表现为下肢寒凉、沉重、麻木、酸痛，行走时疼痛加重，呈间歇性跛行，患肢皮肤苍白，全身喜暖畏寒等症。

丹参酒

【材料】

丹参　　30 克
白酒　　500 克

【用法】

丹参泡入白酒中，7 日后服用。每次 20～30 毫升，每日 2～3 次。

【功效】

本方温经活血，祛瘀止痛。本方用于肢体不觉凉，反觉灼热不适者，此为脉络气血阻滞，瘀而化热。方中丹参活血通络，其性微寒可清瘀热；白酒通经活血，与丹参同用共收祛瘀止痛之功。

红花酒

【材料】

红花　　30 克

白酒　　500 克

【用法】

红花泡入白酒中，7 日后服用。每次 20～30 毫升，每日 2～3 次。

【功效】

红花活血通络，祛瘀止痛；白酒散寒，能通经活血，与红花共用可收温经通络、祛瘀止痛之功。本方温经活血止痛。

红花百合汤

【材料】

百合　　20 克

红花　　3 克

【用法】

(1) 百合加水煮沸 10 分钟，加红花后再煮 10 分钟。

(2) 取汁，加红糖，即可饮用。

【功效】

本方用于肢体灼热不适，疼痛明显的患者。方中红花活血通络，祛瘀止痛以治本；百合微苦入心经，以清血脉之瘀热，与红花标本兼治；红糖甘微温，补血和中，温而不燥，兼凋和药性。本方活血化瘀止痛。

红花碧玉汤

【材料】

红花　　5克

川芎　　5克

莴笋　　200克

【用法】

（1）川芎加水煮沸10分钟，取汁。

（2）红花放汁中煮10分钟，加入切片的莴笋，沸后起锅，滴入麻油、醋、味精即可。

【功效】

红花、川芎活血通络，祛瘀止痛；莴笋通经络，加强止痛作用；麻油、醋可解毒，缓急止痛，祛腐生肌。本方活血通络，祛腐止痛，用于热毒型疼痛明显者。

罐焖仔鸡

【材料】

雄仔鸡　　1只（重约750克）

当　归　　20克

鸡血藤　　20克

桃　仁　　10克

桂　枝　　10克

生麻黄　　3克

生　姜　　10克

葱　　10克

绍　酒　　25克

面　酱　　25克

花　椒　　3克

淀粉、白糖、味精、盐各适量

【用法】

(1) 将鸡去毛及内脏，入清水中泡两小时，捞出切块，经油炸后入罐中。

(2) 将诸药装入纱布袋内扎口，投入罐中，加入生姜、葱、绍酒、盐，兑入老汤及适量水，蒸1小时。将鸡取出翻扣于盘中，捞出药袋不用，余汁倒入锅内，大火烧沸，兑入少量淀粉勾芡，反复推匀，浇在鸡块上面即可。佐餐食。

【功效】

本方温阳散寒，活血通络。适用于阳虚寒凝之血栓闭塞性脉管炎。

祛寒通络酒

【材料】

熟附子　45克

细　辛　15克

红　花　60克

丹　参　60克

土　元　30克

苏　木　30克

川　芎　30克

大　枣　20枚

白　酒　1500毫升

【用法】

将以上各味药共置瓶中，加入白酒，密封浸泡7天，过滤去渣即可饮用。每天服两次，每次服30毫升。

【功效】

本方祛寒通络，温经止痛。适用于寒湿、血瘀所致的血栓闭塞性脉管炎，该症表现为患肢肢端疼痛、苍白或紫暗，触之发凉，受寒加剧。

乌蛇通脉酒

【材料】

乌梢蛇　20克

制附子　　20 克

赤　芍　　15 克

白　酒　　500 毫升

【用法】

将上药置于瓶中，加入白酒，密封浸泡 7 天，过滤即可。每次饮 10 毫升，每天早晚各饮 1 次。

【功效】

本方活血通脉，化瘀止痛。适用于血栓闭塞性脉管炎。

痤疮类

痤疮俗称“粉刺”，是一种毛囊、皮脂腺的慢性炎症。因皮脂腺管与毛孔的堵塞，引起皮脂外流不畅所致。多发生于青春期男女，常伴有皮脂溢出，青春期过后，大多自然痊愈或减轻。其临床特征为：颜面或胸背部呈黑头或白头粉刺、丘疹、脓疱、结节、囊肿及疤痕等皮肤损害。

痤疮常因过食辛辣炙博、油腻酒酪、肥甘厚味，以致脾胃湿热内蕴、上蒸于面；或肺经蕴热，外受风邪；或热蒸汗出，冷水渍洗，血热蕴结；或病久入络，瘀血阻滞，均能致病。因而痤疮常见湿热上蒸症、瘀血阻络症等症侯类型。病久不愈者，常伴瘀症，故初起以清热化湿为主，病久则当活血化瘀为首选。

石膏莲子粥

【材料】

石　膏　40 克

莲　子　27 克

枇杷叶　13 克

菊　花　13 克

糙　米　75 克

【用法】

(1) 将糙米、莲子淘净，用布包其余几味药。

(2) 加清水适量煮至粥熟后，去药包服食，每日 1 剂。

【功效】

本方清热泻肺，解毒散结。适用于痤疮。

茄汁炒藕片

【材料】

鲜藕　　300 克（切片）

番茄　　100 克（绞汁）

调料　　适量

【用法】

（1）先将藕片用菜油煸炒，然后加入调料。

（2）将熟时加入番茄汁即可。

【功效】

鲜藕甘寒，清热除湿，凉血散瘀；番茄酸甘而微寒，清热养阴生津。本方清热除湿，凉血益阴，是治疗痤疮属湿热上蒸症的常用食疗方。

海带绿豆汤

【材料】

海　带　　15 克

绿　豆　　15 克

甜杏仁　　9 克

玫瑰花　　9 克

红　糖　　适量

【用法】

（1）玫瑰花用纱布包好；甜杏仁用沸水浸泡去皮；海带温水泡发好切成丝。

（2）将以上各原料与绿豆放入锅内，加适量清水煮至绿豆开花软烂即成。拣去玫瑰花，吃绿豆粥。

【功效】

本方活血化瘀，消除粉刺。适用于痤疮。

凉拌三菜

【材料】

石 花 菜　　30 克

嫩鱼腥草　　100 克

芹　　菜　　100 克

白糖、芝麻油、盐、醋各适量

【用法】

（1）将石花菜用水发软；鱼腥草折段；芹菜洗净切段，入沸水中焯一下。

（2）将以上三物用盐、醋、白糖、芝麻油凉拌。佐餐食。分两次食用。

【功效】

本方清热润燥，利大小便。适用于脾胃湿热型痤疮，症见皮肤红肿热痛、大便秘结、小便黄少、少食腹胀、胸脘满闷等。

凉拌三苋

【材料】

鲜 苋 菜　　100 克

鲜冬苋菜　　100 克

鲜马齿苋　　100 克

调　　料　　适量

【用法】

（1）将以上三物分别用开水焯至八成熟，捞出后浸入冷水中 5～10 分钟。

（2）取出控去水，切段，入调料后拌匀即可。

【功效】

苋菜性味甘凉，能清热凉血，利窍通便；冬苋菜甘寒，清热利湿，润便滑肠；马齿苋酸寒，清热解毒，凉血消肿，兼能润肠通便。本方清热除湿，解毒消肿。凡痤疮属湿热上蒸者皆可用，有便秘者尤佳。

绿豆百合粥

【材料】

绿　　豆　100克

百　　合　50克

冰　　糖　适量

粳米或糯米　适量

【用法】

（1）将绿豆洗净加水煮至开裂后，加入粳米或糯米煮成粥。

（2）加入百合煮片刻，放入冰糖调匀即可。当点心吃，每日分两次服完。

【功效】

本方清热解毒，利水消肿，适用于湿热蕴结型痤疮。

鱼腥草山楂饮

【材料】

鱼腥草　15克

山　楂　15克

地骨皮　9克

枇杷叶　9克

【用法】

（1）鱼腥草洗净沥干水。

（2）将鱼腥草与山楂、地骨皮、枇杷叶共入锅，加水适量，中火煎20分钟，弃渣饮汁。每日两次，连服数日。

【功效】

本方清热解毒，适用于丘疹、脓疱痤疮、小便黄短者。

凉拌海蜇

【材料】

海蜇　　200 克（洗净切丝）

紫菜　　15 克（撕碎）

芹菜　　50 克（切丝）

调料　　适量

【用法】

（1）先将芹菜丝用开水焯过，再以凉水浸渍，捞出控干。

（2）与海蜇丝、紫菜拌匀，加调料即成。

【功效】

芹菜甘寒，泻热散结；海蜇性味咸平，通络散结；紫菜甘咸而寒，软坚散结，清热，通络。本方活血通络，祛风散结，适用于前额、面颊甚至胸背处疙瘩丛生，多有脓疱、硬结者。

三鲜炒火腿

【材料】

火　腿　　50 克（切片）

鲜　藕　　100 克（切片）

鲜莴苣　　100 克（切片）

鲜栗子　　100 克（去皮壳，切片）

调　料　　适量

【用法】

（1）先将火腿、栗子片同煸炒。

（2）至半熟时加入藕片，炒至将熟时，加入莴苣，再纳调料，炒熟即可。

【功效】

火腿咸甘性平，健脾开胃，生精益血；鲜藕性味甘寒，清热，凉血，散结，健脾开胃；莴苣苦甘而凉，和利五脏，疏通经脉；栗子甘温，健脾养胃，活血。本方活血散瘀，软坚通络，适用于痤疮瘀血阻络症者。

肉炒三瓜片

【材料】

瘦猪肉　　50 克

苦　瓜　　100 克

丝　瓜　　100 克

黄　瓜　　100 克

调　料　　适量

【用法】

（1）原料先切片。

（2）将猪肉煸炒至半熟，依次将苦瓜片、丝瓜片、黄瓜片下锅同炒，每味下锅时间相距 1 分钟，待下黄瓜片时，加入调料即可。

【功效】

本方清热除湿，凉血消肿，适用于痤疮属湿热上蒸型、皮疹红肿或有脓疱、口臭口干者。

枇杷石膏粥

【材料】

枇杷叶　　10 克

鱼腥草　　100 克

石　膏　　30 克

粳　米　　100 克

【用法】

（1）将枇杷叶、鱼腥草、石膏水煎取汁。

（2）放入粳米煮粥。分两次服。

【功效】

本方清宣肺热，凉血，利湿。适用于肺经风热型痤疮，症见颜面潮红、粉刺湿热、疼痛或有脓疮、舌质红等。

黑豆益母粥

【材料】

黑大豆　150 克

益母草　30 克

桃　仁　10 克

苏　木　15 克

粳　米　250 克

白　糖　适量

【用法】

（1）将益母草、苏木、桃仁用水煎煮 30 分钟，滤出药汁。

（2）将黑豆加药液和水，煮至八成熟，下粳米煮粥，粥烂加糖即可食用。每日早晚各服食 1 小碗。

【功效】

本方活血祛瘀。适用于治疗硬结型痤疮（皮疹呈硬结状，或呈囊肿聚合在一起，严重者形成瘢）。

荠菜烧牡蛎

【材料】

生牡蛎肉　300 克（切丝）

荠　菜　200 克（切段）

调　料　适量

【用法】

（1）将牡蛎煸炒至半熟。

（2）加调料后，再入老汤、荠菜，武火烧开，文火焖透，至汤汁稠浓即可。

【功效】

牡蛎肉咸平，软坚散结，滋阴养血；荠菜性味甘凉，清热凉血。本方活血通络，软坚散结。对于痤疮瘀血阻络症极为合适。

参莲白果茶

【材料】

沙参　　10 克

莲子　　15 克

白果　　10 克

【用法】

（1）将沙参制为粗末；莲子、白果用文火炒熟，捣碎。

（2）将三者一同放入保温杯中，冲入沸水，加盖焖 30 分钟，代茶饮用。每日 1 剂。

【功效】

本方清热润肺，补脾清心，适用于肺胃血热型痤疮。

酒糟鼻类

酒糟鼻是发生于面部中央和鼻部红赤，并伴有局部组织增生肥厚的皮肤病。多见于中年男女，其临床特征为：颜面中央部和鼻部潮红、丘疹、脓疱，并伴有局部毛细血管扩张，皮脂腺和结缔组织增生。

中医认为，本病的发生多因饮食失节，肠胃积热，上熏于肺；或因嗜酒之人，酒气熏蒸，风寒外束，气滞血瘀凝结所致。临床上常分为肺热型和血瘀型。应分别以泻肺清热、活血化瘀等方法论治。

（1）肺热型表现为鼻部皮损开始为暂时性红斑，并伴成批发出的针头至绿豆大的红丘疹和脓疮，尔后红斑持久不退，伴有毛细管扩张。宜食清肺胃之热的食物。

（2）血瘀型的症状为鼻部颜面黯红，皮肤肥厚，毛细血管扩张，丘疹增大，可以融合，高出皮面，表面凹凸不平，舌质黯红或有瘀点，苔薄白，脉弦涩。宜食活血祛瘀兼能清肺泻火之食物。

白果猪肺

【材料】

白果　20克

猪肺　1具

【用法】

（1）白果去壳，猪肺洗净切块。

（2）加水适量，炖至白果、猪肺熟透后，调味服食。

【功效】

白果甘苦涩，有毒，入肺经，治鼻面酒糟；猪肺甘平，养肺益气。本方补气养心，滋阴清热。

桃仁茅根粥

【材料】

桃　仁　　10克

白茅根　　15克

粳　米　　100克

白　糖　　适量

【用法】

(1) 将前两味水煎取汁，

(2) 兑入粳米粥内，调入白糖即成。每日1剂，连服7～10日。

【功效】

本方清热利湿，活血化瘀，适用于酒糟鼻之颜色暗红、患部皮肤肥厚者。

莲子白果汤

【材料】

莲　子　　15克（去心）

白　果　　9克（去心）

玉　竹　　9克

沙　参　　9克

百　合　　9克

核桃仁　　9克

淮山药　　15克

生石膏　　20克（布包）

白　糖　　适量

【用法】

(1) 将沙参、玉竹、生石膏水煎煮1小时，取汁。

(2) 入莲子、白果、百合、山药、核桃仁，煮熟烂后加白糖食用。每天1次，15天为1疗程。

【功效】

本方清泄肺胃积热，适用于酒糟鼻等症。

雪梨糖水

【材料】

雪梨　1个

蜜枣　3枚

雪耳　20克

白糖　适量

【用法】

(1) 雪梨切片后，与蜜枣、雪耳、白糖同置砂锅中，加水适量。

(2) 煲数沸至雪耳熟透即可。

【功效】

雪梨甘寒微酸，清热降火，润肺；雪耳清热润肺；蜜枣味甘平，益气生津，润心肺。本方清泻肺胃之火，润肺生津。适用于肺热型酒糟鼻。

枇杷叶膏

【材料】

鲜枇杷叶　5000克

蜂　蜜　适量

【用法】

(1) 将鲜枇杷叶洗净去毛，加水4000毫升。

(2) 煎煮3小时后过滤去渣，再浓缩成膏563克，兑入蜂蜜混匀，贮存备用。每次服10～15克，每口服两次。

【功效】

本方清肺和胃，适用于酒糟鼻、肺燥咳嗽等症。

剑花猪肺汤

【材料】

剑花（霸王花）　30 克

猪肺　1 具

【用法】

(1) 剑花、猪肺（洗净）同置砂锅中。

(2) 先以武火煮沸后，改用文火煮至猪肺熟透。

(3) 捞起切块后，放入汤内，待汤沸后调味即可。

【功效】

剑花清肺热，猪肺甘平养肺。本方对鼻赤面红、有轻度瘙痒者较宜。

银花知母粥

【材料】

银　花　9 克

生石膏　30 克

知　母　15 克

粳　米　60 克

【用法】

(1) 将银花、生石膏、知母同放锅内，加水适量煎煮。

(2) 弃渣取汁入粳米熬至粥熟食用。每天 1 次，7 天为 1 疗程。

【功效】

本方清热解毒，适用于酒糟鼻。

鲜藕炒肉片

【材料】

鲜莲藕　500 克

猪瘦肉　250 克

【用法】

(1) 鲜藕洗净去青皮切薄片，猪瘦肉洗净切片调味。

(2) 起油锅将肉片炒至八成熟，放入藕片，炒至爽熟，调味即成。

【功效】

鲜藕甘寒，凉血散瘀；猪瘦肉甘咸平，滋阴润燥，益血。本方滋阴清热，凉血，适用于血瘀型酒糟鼻。

黑豆糖水

【材料】

黑大豆　　250 克

红　糖　　适量

【用法】

黑豆煲水，熟烂后根据口味加入红糖适量即可。

【功效】

黑大豆甘平，活血，利水祛风；红糖甘温，和中散寒，活血祛瘀。本方滋补肾阴，活血，适用于血瘀型酒糟鼻。

莲藕糖水

【材料】

鲜莲藕　　400 克

红　糖　　适量

【用法】

(1) 莲藕洗净去青皮切片，放入砂锅内。

(2) 加水适量，煲至藕片熟透，根据患者口味下糖。

【功效】

莲藕甘寒，与甘温之红糖相伍，有活血祛瘀的作用，凉血与温散并用，有利于祛除瘀血。本方清热凉血，活血祛瘀，适宜于酒糟鼻瘀血较重之病人。

栗子炆猪肉

【材料】

栗子（板栗）肉　　350 克

猪瘦肉　　350 克

【用法】

(1) 起油锅，将切块之瘦肉微炒后，加水适量。

(2) 煮沸后放入栗子肉，文火炆至熟透后调味即成。

【功效】

栗子甘温，活血；猪瘦肉甘咸平，滋阴润燥，益血。两物合用有活血去瘀、滋阴润燥之功。

山楂茵陈汤

【材料】

山　楂　　20 克

茵　陈　　30 克

丹　参　　15 克

野菊花　　15 克

凌霄花　　10 克

黄　芩　　10 克

【用法】

水煎服。每日 1 剂，两次分服。

【功效】

本方清热解毒，破瘀消肿，适用于酒糟鼻。

荨麻疹类

荨麻疹是皮肤出现红赤色或白色的疹块，以突然发作、痒而不痛、时隐时现、消退不留任何痕迹为特征。

中医称为“瘾疹”，俗称“风疹块”。临床特点为突发性局部或全身大小不一的风团，瘙痒难忍。风团出现快，消退亦快，此起彼伏，退后不留任何痕迹。严重者可伴有恶心、呕吐、腹痛、腹泻、胸闷心烦、面色苍白、四肢不温、呼吸急促等全身症状。根据发病时间的长短，一般把起病急，病程在三个月以内者称为急性荨麻疹；风团反复发作超过三个月以上者称为慢性荨麻疹。中医认为：风、寒、热、虫、气血不足等均可引发此病。

中医常将荨麻疹分三型辨证治疗。

(1) 风热袭肺型：发病急，风团色红，灼热剧痒，伴发热、恶寒、咽喉肿痛或呕吐腹痛，遇热皮疹加重，苔薄黄，脉浮数。治宜辛凉透表，宣肺清热。

(2) 风寒束表型：皮疹色粉白，遇风冷加重，口不渴，或有腹泻，舌淡体胖，苔白，脉浮紧。治宜辛温解表，宣肺散寒。

(3) 阴血不足型：皮疹反复发作，迁延日久，午后或夜间加剧，心烦口干，手足心热，舌红少津或舌淡，脉沉细。治宜滋阴养血，疏散风邪。

木瓜姜醋方

【材料】

生姜　9克

木瓜　60克

米醋　100毫升

【用法】

将上述3味共放入砂锅中煎煮，待醋煮干时，取出生姜、木瓜，分早晚两次服完。每天 1 剂，连服 7～10 剂。

【功效】

本方疏风散寒，适用于风寒束表型荨麻疹。

荸荠清凉饮

【材料】

荸　　荠　200 克

鲜薄荷叶　10 克

白　　糖　10 克

【用法】

(1) 荸荠洗净去皮，切碎搅汁。

(2) 鲜薄荷叶加白糖捣烂，放入荸荠汁中，加水至 200 毫升，频饮。

【功效】

荸荠甘寒，清热凉血；薄荷辛凉，疏散风热。合用之有清热凉血、祛风止痒之功。本方凉血祛风，适用于风热袭肺型荨麻疹。

红糖藕片

【材料】

鲜藕　300 克

红糖　20 克

调料　适量

【用法】

鲜藕洗净切片，开水焯过后，入红糖及调料，拌匀即可。

【功效】

藕可散瘀活血；红糖甘温，益气活血。合用可活血通络，适用于阴血不足型荨麻疹。

凉拌油菜心

【材料】

嫩油菜　　300 克

银　花　　15 克

薄　荷　　10 克

【用法】

(1) 嫩油菜洗净，去帮留心，开水焯过后，拌入调料。

(2) 银花、薄荷水煎，去渣浓煎取汁 15～20 毫升，浇于菜上即可。

【功效】

油菜辛凉，凉血散血，清热透疹；薄荷辛凉，疏散风热；银花甘寒，清热疏风。本方疏风清热，适用于风热袭肺型荨麻疹。

牛肉南瓜条

【材料】

牛肉　　300 克

南瓜　　500 克

【用法】

(1) 牛肉炖至七成熟，捞出切条。

(2) 南瓜去皮、瓤，洗净切条，与牛肉同炒即可。

【功效】

方中牛肉补益气血，强壮脾胃；南瓜补中益气。本方固卫御风，适用于风寒束表型荨麻疹。

鸡汁芫荽汤

【材料】

鸡骨架　　1 具

胡椒粉　　2 克

芫　荽　　15 克

【用法】

鸡骨架煮汤，熟后放入芫荽末、胡椒粉即可。

【功效】

方中鸡甘温补脾，益气养血；芫荽辛温，温中散寒。本方补气血，散风寒，适用于风寒束表型荨麻疹。

使君猪肉丸

【材料】

使君子　　9 克

瘦猪肉　　90 克

山　楂　　18 克

【用法】

（1）将山楂洗净煎汤，再把使君子去壳留肉。

（2）猪肉洗净，加入使君子一起剁成肉泥，制成麻雀蛋大小肉丸，放入开水中煮熟，加入山楂汁。也可在汤中加少许使君子壳同煮。吃肉丸饮汤。

【功效】

本方祛风健脾，适用于荨麻疹。

当归黄芪乌蛇汤

【材料】

当　归　　25 克

黄　芪　　50 克

乌梢蛇　　1 条

猪油、盐、姜各适量

【用法】

（1）将纱布包当归、黄芪。

（2）乌梢蛇去头、皮和内脏，与药包共加水煮至蛇肉烂熟，

（3）去药包，加猪油、盐、姜调味。分 3～4 次服。吃蛇肉饮汤。

【功效】

本方活血养血，祛风止痒，适用于荨麻疹。

韭菜甘草饮

【材料】

韭草　　150克

甘草　　10克

【用法】

韭菜洗净切段与甘草同入锅中，加水适量煎煮20分钟，弃渣取汁。每日两次，每次1剂。

【功效】

本方行气理血，主治风寒型荨麻疹。

山楂肉丁

【材料】

山　楂　30克

瘦猪肉　　300克

红　花　10克

【用法】

（1）山楂洗净，瘦猪肉切丁。

（2）油炸红花后去渣，加入肉丁煸炒，加佐料后入山楂，炒熟即可。

【功效】

方中山楂酸甘温，化瘀散滞；红花甘温，活血通脉；猪肉甘平，滋阴润燥。本方适用于阴血不足型荨麻疹。

绿豆刺蒺藜汤

【材料】

绿　豆　　100克

刺蒺藜　　15 克

蜂　蜜　　适量

【用法】

将纱布包刺蒺藜，与绿豆同煮汤，以蜂蜜调味。食绿豆饮汤，分 2～3 次服完。

【功效】

本方祛风清热止痒，适用于荨麻疹。

黄芪栗子鸡

【材料】

老母鸡　　1 只

黄　芪　　50 克

栗　子　　100 克

葱　白　　20 克

生　姜　　10 克

【用法】

母鸡开膛洗净去内脏，栗子去皮洗净，葱白切段，与黄芪同炖。

【功效】

母鸡甘温，温中益气；黄芪固卫御风；栗子甘温，补血益气；葱白辛温，发表通阳；生姜辛温，发表散寒。本方益气固表，祛风散寒。适用于风寒型荨麻疹。

湿 疹 类

湿疹是由多种内外因素引起的一种过敏性炎症的反应性皮肤病，分急性、亚急性、慢性三种。不分男女，任何年龄，任何部位均可能患病。急性湿疹，常见于头面、耳后、四肢远端、露出部位，及外阴、肛门等处多对称分布，表现为红斑、丘疹、丘疱疹、水疱，密集成群，边界不清，有奇痒等；亚急性湿疹，多由急性湿疹转来，皮损炎症较轻，以鳞屑和结痂为主，可有轻度糜烂和瘙痒；慢性湿疹，由亚急性湿疹转来，病变处皮肤增厚、浸润，表面粗糙，覆有少量鳞屑，常有色素沉着，常反复发作，但皮疹消退后，不留永久性的痕迹。急性、亚急性以湿热为主，慢性乃因久病耗血所致。

中医所谓浸淫疮、湿疡、四弯风、旋耳疮、绣球风等均属于本病范畴。常分三型辨证论治。

（1）湿热并盛型：症见皮损潮红、丘疹水疱较广泛，瘙痒剧烈，舌红、苔黄腻，脉弦滑有力。治宜清热除湿。

（2）脾虚湿盛型：症见皮损不红渗出较多，下肢多发，瘙痒较轻。治宜健脾利湿。

（3）血虚风燥型：症见皮损肥厚，有糠样脱屑，伴抓痕、血痂。治宜养血润肤。

车前瓜皮薏米粥

【材料】

冬瓜皮　30 克

薏　米　30 克

车前草　15 克

【用法】

将冬瓜皮、薏米、车前草同放锅内，加水适量煮粥。每天 1 剂，连服 7～

10剂为1疗程。

【功效】

本方健脾、利湿、行水，适用于脾虚湿盛之湿疹。

荷花糯米粥

【材料】

荷花　　5朵

糯米　　100克

冰糖　　20克

【用法】

（1）荷花用清水漂净，糯米放入砂锅内，加清水适量熬粥。

（2）粥将熟时入冰糖、荷花，稍煮即可。每日早、晚分两次服食，连用5～7日。

【功效】

本方适用于脾虚湿热型湿疹。

绿豆百合苡仁汤

【材料】

绿　豆　　30克

百　合　　30克

苡　仁　　15克

芡　实　　15克

淮山药　　15克

冰　糖　　适量

【用法】

（1）将绿豆、百合、苡仁、芡实、淮山药一起下锅。

（2）加水适量，烂熟后，加冰糖即成。每日分两次服完，连服数口。

【功效】

本方清热解毒，健脾除湿。适用于脾虚湿盛型湿疹，症见皮损不红、渗出较多、瘙痒不剧、口淡、舌苔腻者。

海带紫菜瓜片汤

【材料】

冬　　瓜　　250 克

水发海带　　100 克

紫　　菜　　15 克

黄酒、酱油、精盐、味精、麻油各适量

【用法】

（1）将冬瓜去皮、切片，瓜皮备用。

（2）用瓜皮、瓜片同煮汤，弃瓜皮，加入海带丝，煮沸两分钟。

（3）调入黄酒、精盐、酱油、味精后，倒入盛放紫菜的汤碗内，淋上麻油。佐餐食。

【功效】

本方清热护肤，祛湿止痒，适用于湿疹、荨麻疹等。

桂花土豆粥

【材料】

土豆　　100 克

籼米　　50 克

桂花　　适量

白糖　　适量

【用法】

（1）将土豆去皮，洗净，切成小块；籼米淘洗干净。

（2）锅上火，放入水烧热，下入籼米烧开，再用小火熬粥，水开时加入土豆块。

（3）将熟时放入桂花和白糖。煮片刻，即成。

【功效】

本方消炎解毒、祛湿健脾，适用于脾虚湿盛型湿疹。

萝卜藕汁饮

【材料】

鲜　藕　　100 克
白萝卜　　100 克
蜂　蜜　　30 克

【用法】

（1）将鲜藕、白萝卜洗净切碎，放入榨汁机中榨汁。

（2）过滤后在汁中调入蜂蜜即可饮用。每日两次，随饮随榨。

【功效】

本方凉血止血，润肠养肺，适用于血虚风燥型湿疹，症见皮损肥厚，伴有抓痕血痂者。

山楂马蹄糕

【材料】

马蹄粉　　300 克
面　粉　　200 克
山楂酱　　150 克
冰　糖　　150 克
鸡　蛋　　2 只
发酵粉　　15 克

【用法】

（1）马蹄粉与面粉混合，加发酵粉、蛋液、冰糖（溶成糖水）和匀，在35℃～40℃度下待发。

（2）盛器四周涂上熟猪油，倒入发酵粉糊，约为容器 1/3 量，上笼用武火蒸 15 分钟；取出铺上山楂酱，再倒 1/3 糊，蒸 15 分钟。作点心任意食。

【功效】

本方利湿清热，开胃凉血，适用于湿疹、荨麻疹等。

莲花粥

【材料】

初开莲花　　5 朵

糯　　米　　80 克

冰　　糖　　适量

【用法】

（1）将莲花洗净，掰成单片；糯米淘洗干净；冰糖用温水化开。

（2）锅上火，加水，放入糯米煮粥，煮至粥快熟时，放入莲花及冰糖，再煮片刻，即成。

【功效】

本方活血止血、祛湿消风，适用于湿热俱盛型湿疹。

茅根绿豆饮

【材料】

鲜茅根　　30 克（切段）

泽　泻　　15 克

绿　豆　　50 克

冰　糖　　20 克

【用法】

（1）煮茅根、泽泻，20 分钟后，捞去药渣。

（2）入绿豆、冰糖，煮至绿豆开花蜕皮后，过滤去渣，留汁即可。

【功效】

绿豆性味甘凉，清热解毒，除湿利尿；茅根甘寒，清热凉血，除湿利尿；泽泻甘寒，利水渗湿，清热；冰糖甘平，补中健脾，益气和胃。本方清热除湿，凉血解毒，适用于湿热并盛型湿疹。

玉米须莲子羹

【材料】

莲　子　　50克（去心）

玉米须　　10克

冰　糖　　15克

【用法】

（1）先煮玉米须20分钟后捞出。

（2）纳入莲子、冰糖后，微火炖成羹即可。

【功效】

莲子性味甘平，健脾安神，除湿益胃；玉米须甘平，清热除湿，利水消肿。本方清热利尿，除湿健脾，适用于湿热并盛型湿疹。

斑秃类

斑秃俗称“鬼剃头”，是一种局限性非疤痕性斑片状脱发，骤然发生，经过迟缓，可自行缓解和复发。本病男女老幼均可发生，但以青壮年为多见。

斑秃的临床表现为：(1) 头发突然出现大小不等呈圆形或椭圆形斑状秃发，患处无炎症，也无自觉症状。(2) 有些病例短期内头发可能全部脱光而成为全秃。(3) 有自愈倾向，初长时，新发大部纤细柔软，呈灰白色。亦有随长随脱。痊愈时发渐变粗变黑。

中医称本病为“油风”。发生多由气血逆乱，发失营养所致。(1) 凡惊恐思，心绪烦扰，则气机逆乱，血热内蕴。热盛生风，风动发落，称血热生风。(2) 因脾胃虚弱，气血亏虚，肝肾阴亏，精血不能上荣，发失所养而落，称精血不足。(3) 因久病失治，瘀血阻滞，新血不生，毛发不得其养者，称瘀血阻滞。本病与精血相关甚密，治宜凉血熄风，补精养血，活血化瘀。

首乌核桃炖猪脑

【材料】

何首乌　　30 克

核桃仁　　30 克

猪　脑　　适量

料酒、味精、盐少许

【用法】

(1) 将何首乌水煎，去渣取汁。

(2) 用汁煨核桃仁、猪脑，熟后加料酒、盐、味精调味。食核桃、猪脑，喝汤。每日或两日 1 次。

【功效】

本方补脑补肾，适用于肾虚造成的斑秃或全秃。

侧柏桑椹膏

【材料】

侧柏叶　　50克

桑　椹　　200克

蜂　蜜　　50克

【用法】

(1) 水煎侧柏叶20分钟后去渣。

(2) 纳入桑椹，文火煎煮半小时后去渣，加蜂蜜成膏。

【功效】

侧柏叶苦寒，清热凉血；桑椹甘寒，养血祛风，乌须生发；蜂蜜甘平，清热解毒，润泽毛发。合用能清热祛风，凉血生发。本方清热生津，祛风生发，适用于斑秃属血热生风型，伴有头晕目眩，口干者。

柿饼杞子丸

【材料】

干柿饼　适量

枸杞子　适量

【用法】

(1) 柿饼用茅香煮熟，枸杞子用酒泡后焙干，一同研成粉末，制成绿豆大小的丸子。

(2) 放入茅香汤中煮沸即成。饮汤食丸子。

【功效】

本方补肾活血，乌发生发，适用于斑秃。

莴苣炒藕片

【材料】

莴苣　　200克

藕　　200 克

【用法】

将两者洗净切片，热油煸炒至半熟，入调料炒至八成熟。

【功效】

莴苣苦寒，清热凉血，通利经脉；藕味甘寒，清热凉血，补益五脏。合之能清热凉血。本方清热凉血，斑秃属血热生风者，可长期食用。

桑椹米粥

【材料】

新鲜桑椹　　30 克

糯　　米　　50 克

冰　　糖　　适量

【用法】

(1) 将桑椹浸泡片刻（若为干果，每次 20 克即可），去掉长柄，加入糯米，冰糖适量，置砂锅内加水 400 毫升。

(2) 用文火烧至沸腾，以粥黏稠为度。每日晨起空服，温热顿服。

【功效】

本方补肝益肾，滋阴补血，润肠明目，适用于阴血不足、头晕目眩、失眠耳鸣、视力减退、目昏、须发早白、斑秃早现者。

菊花旱莲饮

【材料】

黄菊花　　10 克

旱莲草　　5 克

【用法】

煎汤代茶，频饮。

【功效】

黄菊花苦寒，疏风清热；旱莲草甘寒，清热凉血，乌须生发。合之能清热凉血，祛风乌须，兼可生发。本方清热祛风，凉血生发，适用于血热生风型斑秃。

枸杞烧海参

【材料】

水发海参　　300 克

枸 杞 子　　15 克

桑　　椹　　10 克

【用法】

(1) 将海参切条，入热油加调料翻炒。

(2) 至熟时加入蒸熟的枸杞子、桑椹，用淀粉勾汁即可。

【功效】

海参咸温，补肾益精，养血润燥；枸杞子甘平，滋阴补肾，益精养血；桑椹甘寒，滋阴养血，生发乌须。本方补益精血，生发乌须，适用于精血不足型斑秃。

天麻鲤鱼

【材料】

鲤鱼　　500 克

天麻　　25 克

川芎　　10 克

茯苓　　10 克

葱、姜、料酒、盐、味精各适量

【用法】

(1) 将鲤鱼刮鳞，弃内脏、剖成两半，横切成八块，鱼头也切八份，分装八碗。

(2) 将川芎、茯苓切片，以淘米水浸泡，并将天麻放入，泡 4～9 小时后取出天麻，置米饭上蒸透，取出切成薄片，与茯苓、川芎片分放盛鱼的碗中。

(3) 在姜末、葱段、料酒中兑入清汤适量，淋在放鱼块的碗上，放蒸笼中蒸熟，根据个人口味放入盐、味精即可食用。早晚各 1 次，每次 1 碗，连吃 20 余天，直至长出新发。

【功效】

本方适用于经脉瘀阻、血不养发、血虚生风所致的斑秃和全秃。

核桃芝麻饼

【材料】

核桃仁　50 克

黑芝麻　20 克

面　粉　500 克

【用法】

将核桃仁轧碎，与黑芝麻相合，烙饼时撒于表面，烙熟即可。

【功效】

本方中核桃仁甘温，温补肺肾；黑芝麻甘平，滋阴补肾，生发乌发；面粉甘凉，养心益肾。合之能滋养精血，对于精血不足所致的斑秃，极为合适。

栗子桂圆粥

【材料】

栗　子　10 个（去壳用肉）

桂圆肉　15 克

米　50 克

白　糖　少许

【用法】

将栗子切成小碎块，与米同煮，如常法做粥，将成，放入桂圆肉，食时加入白糖少许。可作早餐食之，或不拘时食用。

【功效】

本方补心肾，益腰膝，适用于心肾精血不足而引起的心悸、失眠、腰膝酸软，斑秃早现者。

红枣首乌煮鸡蛋

【材料】

红　枣　　12枚

制首乌　　24克

鸡　蛋　　2个

红　糖　　适量

【用法】

(1) 将红枣、制首乌、鸡蛋洗净，共置砂锅内，加水同煮。

(2) 鸡蛋熟后去壳再入锅煮30分钟。

(3) 拣出红枣、制首乌，调入红糖即可服食。每日1剂。

【功效】

本方滋阴益气，养血息风，适用于血虚风燥型斑秃。

脚 气 类

脚气是一种浅部霉菌感染所致的常见皮肤病，可分为干性和湿性两种类型。干性脚气的症状为脚底皮肤干燥、粗糙、变厚、脱皮、冬季易皲裂等；湿性脚气的症状是脚趾间有小水疱、糜烂、皮肤湿润、发白、擦破老皮后可见潮红、渗出黄水等。二者均有奇痒的特点，也可同时出现，反复发作，春夏加重，秋冬减轻。

中医认为本病多因饮食失调，脾胃受伤，或肾精亏虚，感受水湿之气等内外因所致，且二者常为因果。膳食疗法多以培补脾肾、祛邪利湿为主要方法。

黑豆甘草汤

【材料】

黑豆　50 克

甘草　6 克

【用法】

布包甘草，与黑豆同煮熟，吃豆喝汤。

【功效】

黑豆甘平，活血、利水、祛风、解毒；甘草甘平，解毒祛痰。

花生红枣凤爪汤

【材料】

花生　90 克

红枣　　10 粒

鸡脚　　10 只

瘦肉　　120 克

陈皮　　10 克

【用法】

(1) 红枣去核，与余料共洗净；鸡脚连同瘦肉用水冲净。

(2) 陈皮入水煲沸，加入各材料煲 2～3 小时，调味即可。佐餐食。

【功效】

本方滋养解毒，适用于脚气。

豆仁粥

【材料】

赤小豆　　50 克

花生米　　50 克

薏苡仁　　30 克

大　蒜　　15 克

红　枣　　15 枚

【用法】

以上 5 味同煮作粥，任意食用。

【功效】

赤小豆、薏苡仁为滋养性健脾除湿、利水消肿药，为治脚气水肿之佳品，佐以行气温胃之大蒜、补脾益胃之大枣、养血补脾且含维生素 B_1 较高的花生米，有健脾利湿消肿之效。本方适用于湿性脚气患者。

紫菜车前子汤

【材料】

紫　菜　　25 克

车前子　　25 克

【用法】

将紫菜与车前子加水煎汤。日服两次。

【功效】

本方祛湿，解热，适用于湿性脚气患者。

冬瓜鲤鱼汤

【材料】

冬瓜　　1000 克

鲤鱼　　1 条（500 克左右）

盐、味精少许

【用法】

以上两者煮汤，放入盐、味精，分餐佐食。

【功效】

冬瓜甘淡凉，利水清热解毒；鲤鱼甘平，补虚，利水。本方可用治热毒炽盛、伤及阴液所致的干性脚气病，症见两脚日渐枯瘦、皮肤枯燥、小便短赤等。

吴茱萸木瓜粥

【材料】

吴茱萸　　5 克

木　瓜　　10 克

生　姜　　2 克

大　枣　　4 枚

粳　米　　100 克

【用法】

将吴茱萸、木瓜、生姜研为细末，再与大枣、粳米同煮作粥，空腹食用。

【功效】

吴茱萸、生姜温中散寒，降逆止呕；粳米、大枣补中益气，健脾益胃；木瓜舒筋活络，和胃化湿。本方温经散寒，舒筋活络，降逆止呕，宜用于脾肾阳虚寒盛所致脚气病患者。

米糠荸荠饼

【材料】

细米糠　50克

荸荠粉　100克

红　糖　适量

【用法】

将细米糠、荸荠粉和适量红糖调匀，做成饼，蒸熟。经常食用。

【功效】

荸荠甘凉，能滋阴清热；红糖补气缓中、生津；米糠甘平，含多种维生素。本方滋阴补气，适用于干性脚气患者。

冬瓜大麦饼

【材料】

冬　瓜　适量

大麦面　适量

油　少许

【用法】

将冬瓜洗净切碎取汁，用冬瓜汁和大麦面做成饼，烙熟即可。

【功效】

冬瓜甘淡利水，含维生素 B_1 等；大麦面益气和胃。二者配合，既可健脾除湿，利水消肿，又可补充多种维生素。本方益气和胃，利水消肿，适用于湿性脚气患者。

木瓜红糖酒

【材料】

木瓜　　100 克

红糖　　50 克

黄酒　　500 克

【用法】

木瓜、红糖放入酒内泡 5 日。早晚各服 1 次，每次 50 毫升。

【功效】

木瓜舒筋活络而化湿；红糖和血；黄酒散寒通络活血，并能推行药势。本方散寒除湿，舒筋活血，适用于湿性脚气患者。

附片猪蹄汤

【材料】

白附片　　30 克

白　术　　15 克

木　瓜　　30 克

猪　蹄　　2000 克

【用法】

用布包白附片、白术、木瓜三药，与猪蹄同炖，待猪蹄熟透后取出药袋，分餐食猪蹄，喝汤。

【功效】

附片温肾助阳、祛寒止痛；白术益气补脾利水；木瓜舒筋活络，和胃化湿；猪蹄能助血脉。本方温肾阳，祛寒湿，活血脉，适用于干性脚气患者。

红枣花生赤豆汤

【材料】

生花生仁（带衣）　　90 克

赤小豆　　100 克

红　枣　　50 克

【用法】

将以上 3 味洗净后，加水煮汤。食枣、豆、花生，饮汤。

【功效】

本方滋养，补血益气，适用于虚寒性脚气。

骨折类

骨折一般是由外伤所致，为骨或软骨失去完整性或连续性的损伤。饮食治疗，可以促进其愈合。骨折初期，多为瘀血不散，故宜食具活血化瘀、消肿止痛之食物，如三七、山楂、薤白、荠菜、韭菜、螃蟹等。骨折中期，多为和血生新期，宜食补肝肾、续筋接骨的食物，如枸杞子、杜仲及各种动物的骨头等。骨折愈合较慢，或久不愈合者，多为气血不足，肝肾两亏，宜食补益气血、滋补肝肾类食物，如紫河车、桂圆肉、黑豆、鹌鹑等。

赤小豆竹笋汤

【材料】

赤小豆　　100 克

绿　豆　　100 克

竹　笋　　30 克

【用法】

(1) 将赤小豆、绿豆、竹笋分别洗净，置锅中，加清水 500 毫升。

(2) 急火煮开 3 分钟，文火煮 20 分钟。分次食用。

【功效】

本方消肿活血，逐血利湿，适用于骨折早期、局部肿胀明显者。

北菇凤爪汤

【材料】

北菇　　100 克

鸡脚　　16 只

瘦肉　　250 克

生姜　　5 片

酒　　半汤匙

【用法】

(1) 北菇浸软去蒂洗净；鸡脚去黄衣，斩去脚趾；把瘦肉放入开水中煮 5 分钟倒出，洗净。

(2) 取适量水煮开，加入鸡脚、瘦肉煲 1 小时，加入北菇、生姜、白酒煮至鸡脚软烂，调味即成。佐餐。

【功效】

本方强筋接骨，适用于骨折患者。

三七蒸鸡

【材料】

鸡　肉　　250 克

三七粉　　15 克

冰糖（捣细）　　适量

【用法】

将三七粉、冰糖与鸡肉片拌匀，隔水密闭蒸熟。一日内分两次食用，连服 3～4 周。

【功效】

三七甘温，长于活血化瘀，止血定痛，化瘀不伤新血，止血不留瘀滞，与鸡肉蒸服，补而兼行，通中有止，适于老年体弱之骨折初期患者食用。

当归猪胫汤

【材料】

当归　　20 克

猪胫骨（粗者）　　500 克

【用法】

(1) 将当归切片，猪胫骨砸成小块，连同附着的少许筋肉，一起放入锅内。

(2) 加水适量，置火上煮汤，水沸 1 小时（高压锅 15 分钟）后，加食盐调味即成，取汤温服，每日 1 次或隔日 1 次，可连用 1～2 个月。

【功效】

本方补阴血、益肝肾、强筋骨、壮腰脊，适用于骨折恢复患者。

川芎丹参鱼骨酒

【材料】

川芎　50 克

丹参　50 克

红花　15 克

鱼骨　20 克

白酒　250 克

【用法】

先将鱼骨用菜油炸至黄色酥脆，与其余药物共为粗末，泡入白酒中，7 天后即可服用。每次服 25 毫升，连服 10～15 天。

【功效】

川芎性温，上行头目，下达血海，中开郁结，旁达四肢，为活血行气、化瘀止痛佳品；丹参微寒，通脉止痛，消肿散结；红花性温，行血祛瘀，鱼骨善续筋接骨；白酒可助药力。本方宜骨折初期患者服用。

茴香桃仁米粥

【材料】

小茴香　10 克

桃　仁　20 克

粳　米　50 克

【用法】

(1) 将小茴香、桃仁洗净，炒熟，磨细末。

(2) 置锅中，加粳米，加清水 100 毫升，急火煮开 3 分钟，文火煮 30 分钟，成粥，趁热食用，连服两周。

【功效】

本方续筋接骨，调气和胃，适用于骨折中期、骨折处肿胀、青紫者。

猪骨汤米粥

【材料】

猪骨　　500 克

粳米　　50 克

【用法】

(1) 将猪骨洗净剁碎，置锅中，加清水 500 毫升，煮开去浮沫，再煮 20 分钟，去骨去油，取其汁。

(2) 将汁置锅中，加清水 500 毫升，加粳米，煮成粥，分次食用。

【功效】

本方续筋接骨，益脾胃，适用于骨折后期，伴腰膝酸痛、纳差、气短者。

壮筋补血酒

【材料】

当　归　　45 克

枸杞子　　45 克

三　七　　30 克

杜　仲　　30 克

熟地黄　　30 克

虎　骨　　30 克

木　瓜　　30 克

五加皮　　30 克

续　断　　23 克

沉　香　　7.5 克

黄　芪　　22 克

白人参　　15 克

何首乌　　15 克

羌　活　　15 克

独　活　　15 克

西红花　　4.5 克

冰　糖　　250 克

高粱酒　　2500 毫升

【用法】

将上药捣碎，与高粱酒同置入容器中，密封浸泡 15 日以上，加入冰糖溶化后即可服用。中午、晚上各食 1 次，每次饮服 30 毫升。

【功效】

本方养血舒筋，补肾壮骨，祛风利湿，适用于骨折恢复后，筋骨虚弱无力者。

猪骨汤

【材料】

猪骨头　　1000 克

黄　豆　　500 克

【用法】

将骨头敲打为碎块，与黄豆一起水煮，加姜、葱、盐调味，食豆喝汤。每日 1～2 次，分 4～5 次食，连服百日左右。

【功效】

本方健脾利湿，祛瘀生新，适用于骨折中期。

狗肉母鸡汤

【材料】

狗　肉　　500 克

草母鸡　　1只

【用法】

（1）狗肉洗净切成小块，草母鸡活杀，洗净，切成小块，同置锅中，加清水500毫升。

（2）急火煮开，去浮沫，加黄酒、姜、葱、精盐等，急火煮开3分钟，文火煮20分钟，分次食用。

【功效】

本方益肾温阳，养血生新，适用于骨折后期，愈合迟缓者。

牛膝蹄筋

【材料】

牛膝　　10克

鹿筋　　100克

鸡肉　　500克

火腿　　50克

蘑菇　　25克

胡椒　　5克

味精　　0.5克

绍酒　　30克

生姜　　10克

食盐　　5克

葱　　10克

【用法】

（1）蹄筋先蒸酥软，候冷去外层筋膜。

（2）将鸡肉、蹄筋、牛膝、火腿丝、蘑菇等物同放碗内，上笼蒸3小时，待蹄筋熟烂后即可食用。每次食用适量，连服3～4周。

【功效】

本方补肝肾，强筋骨，利关节，适用于骨折后期。

慢性鼻炎类

慢性鼻炎是因气虚受邪，邪滞鼻窍所引起的鼻腔疾患。以鼻塞不通，时轻时重，反复发作，经久不愈，甚至嗅觉失灵为主要临床表现。本病属中医“鼻窒”范畴。

中医认为，本病之发生，可因肺气虚弱，卫外不固，寒邪侵袭，失其清肃之功能，以致邪滞鼻窍；或脾气虚弱，运化小健，失其升清降浊之能，水湿不化，湿浊滞留于鼻窍；亦可因外邪侵袭，久而不去，阻于脉络，气血运行不畅，气滞血瘀，持续鼻塞。本病存临床上常见有肺脾气虚症和气滞血瘀症。

（1）肺脾气虚症表现为交替鼻塞，鼻流清涕，遇寒加重，头胀不适，面白气短，咳嗽。食少倦怠，舌淡苔薄白，脉弱或缓。治宜补肺脾通鼻窍法。

（2）气滞血瘀症表现为鼻甲肿胀，邑暗红，持续鼻塞，涕稠粘，嗅觉迟钝，头胀刺痛，听力减退，舌质暗红，脉弦涩。治宜调和气血，行滞化瘀。

扁豆粥

【材料】

扁豆　30 克

党参　10 克

粳米　50 克

【用法】

（1）扁豆、党参同煎，去滓取汁。

（2）加粳米如常法煮粥。

【功效】

党参补中益气；扁豆、粳米均为健脾益气之食品。三者合用，可使气虚得复，鼻窃自通。本方益气健脾，适用于肺脾气虚型慢性鼻炎。

丝瓜藤煲猪肉

【材料】

丝瓜藤（近根部者佳） 1.5 米

猪瘦肉 60 克

盐 适量

味 精 适量

【用法】

(1) 将丝瓜藤洗净，剪段；猪肉洗净切块，同入砂锅内煮汤。

(2) 至肉熟，加盐、味精调味即可。日服 1 次，5 次为 1 疗程，连服 1～3 个疗程。

【功效】

清热解毒，通窍活血，适用于慢性鼻炎急性发作及萎缩性鼻炎、鼻流脓涕等症。

黄花鱼头汤

【材料】

鳙 鱼（又称胖头鱼）头 100 克

大 枣 15 克

黄花菜 30 克

白 术 10 克

苍耳子 10 克

白 芷 10 克

生姜片 适量

【用法】

(1) 将鱼头洗净，于锅内放油加热后把鱼头两面稍煎一下，取出备用。

(2) 将鱼头、大枣（去核）、黄花菜、白术、苍耳子、白芷、生姜等放入砂锅中，加水 500 毫升，以文火炖煮两小时即可。饮汤食肉，也可放入佐料佐餐。

【功效】

本方扶正祛邪，通窍消火，适用于体虚、易复发慢性萎缩性鼻炎者。

山药芫荽粥

【材料】

山药　60 克

葱白　10 克

芫荽　10 克

粳米　100 克

【用法】

（1）将山药研末，同粳米煮粥。

（2）葱白、芫荽切细，粥熟时放入，搅匀，煮沸，分 1～2 次食用。

【功效】

本方补益肺脾，通散鼻窍。适用于慢性鼻炎，属肺脾气虚、邪滞鼻窍型，症见鼻塞时重时轻，流稀涕，遇寒时症状加重，头部微胀不适者。

枣姜汤

【材料】

红枣（焙干去核）　500 克

生姜　50 克

甘草　60 克（炒）

盐　60 克（炒）

【用法】

四物合而为末，每日晨起空腹用滚开水冲服 6～10 克。

【功效】

大枣甘温，补中益气，甘草补脾润肺，配合散寒和胃的生姜，共奏补脾益肺，散寒通窍之功。本方散寒通窍，适用于慢性鼻炎肺脾气虚症患者。

橘红酒

【材料】

白酒　　500 克

橘红　　30 克

【用法】

橘红浸入白酒中，封固 1 个月。每晚睡前服一小盅（约 20 毫升）。

【功效】

橘红味苦性温，理气化痰宽中；白酒通经活络。二药合用，可有通络祛瘀通窍之效。本方活血通窍，适用于慢性鼻炎气滞血瘀症者。

桃仁粥

【材料】

桃仁　　10 克

粳米　　50 克

【用法】

桃仁加清水研磨取汁，放入粳米煮粥食用。

【功效】

本方活血行气，适用于慢性鼻炎，属邪毒久留、气滞血瘀型，鼻塞呈持续性，涕多或黄稠或黏白，舌质红或有瘀点。

山楂川芎茶

【材料】

山楂　　10 枚

川芎　　10 克

辛夷　　5 克

【用法】

将以上三味水煎，代茶饮。

【功效】

山楂、川芎活血行气，健胃消食；辛夷散寒通窍。本方活血通窍，适宜于气滞血瘀型鼻炎。

柏叶猪鼻汤

【材料】

猪 鼻 肉　　60 克

生 柏 叶　　30 克

金钗石斛　　6 克

柴　　胡　　10 克

蜂　　蜜　　60 克

30 度米酒　　30 毫升

【用法】

(1) 将猪鼻肉刮洗干净，与生柏叶、石斛、柴胡同入锅内，加清水 4 碗，煎取汁 1 碗。

(2) 取汁后冲入蜂蜜、米酒，和匀饮服。日服 1 剂，3～4 剂为 1 疗程。

【功效】

本方清热通窍，养阴扶正，适用于慢性鼻炎。

辛夷花鸡蛋汤

【材料】

辛夷花　　10 克

鸡　蛋　　两个

【用法】

(1) 将辛夷花、鸡蛋共加水煮。

(2) 至蛋熟后，去壳放汤中稍煮片刻即可。吃鸡蛋喝汤，每日 1 剂，连用 5 天。

【功效】

本方适用于风寒型慢性鼻炎。

桃仁桂鱼

【材料】

桃仁　　6 克

泽泻　　10 克

桂鱼　　100 克

【用法】

桂鱼、桃仁、泽泻同煮，加葱、姜等佐料，炖熟。食鱼喝汤。

【功效】

桂鱼补气，养血行瘀；桃仁活血；泽泻利湿；葱、姜散邪通窍。合而行滞化瘀通窍。本方适用于慢性鼻炎。